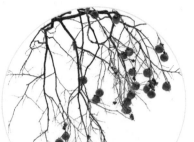

徐再春临床经验集萃

主　编　陈　钦

副主编　钟　瑜　朱芸芸

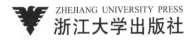

ZHEJIANG UNIVERSITY PRESS
浙江大学出版社

图书在版编目（CIP）数据

徐再春临床经验集萃 / 陈钦主编. — 杭州：浙江
大学出版社,2020.10
ISBN 978-7-308-20636-5

Ⅰ.①徐… Ⅱ.①陈… Ⅲ.①中医临床—经验—中国
—现代 Ⅳ.①R249.7

中国版本图书馆 CIP 数据核字(2020)第 189833 号

徐再春临床经验集萃
陈　钦　主编

责任编辑　石国华
责任校对　殷晓彤
封面设计　周　灵
出版发行　浙江大学出版社
　　　　　（杭州市天目山路 148 号　邮政编码 310007）
　　　　　（网址：http://www.zjupress.com）
排　　版　杭州星云光电图文制作有限公司
印　　刷　杭州高腾印务有限公司
开　　本　889mm×1194mm　1/32
印　　张　4.5
字　　数　80 千
版 印 次　2020 年 10 月第 1 版　2020 年 10 月第 1 次印刷
书　　号　ISBN 978-7-308-20636-5
定　　价　35.00 元

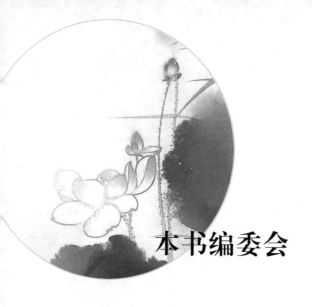

本书编委会

主　编　陈　钦

副主编　钟　瑜　朱芸芸

编　委（按姓氏拼音排序）

陈　钦　何　敏　李　娜

王兴华　钟　瑜　朱芸芸

德正业精　悬壶济人

——徐再春老中医简介

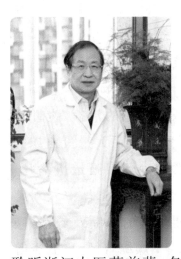

徐再春主任中医师系浙江中医药大学教授、博士生导师,浙江省事业单位专业技术岗位二级专家,第四批全国老中医药专家学术经验继承指导老师,2008年被评为浙江省名中医。

徐教授早年学成于浙江中医学院,求学期间有幸聆听浙江中医药前辈、名医大师授课讲学,如国医大师何任先生讲授《伤寒论》《金匮要略》,吴颂康先生讲授《内科学》,马莲湘先生讲授《儿科学》,蒋文照先生讲授《温病学》,等等;并熟读经典,潜心参悟,深得中医理论之精髓要旨。在浙江省中医院临证期间师从浙江省著名老中医李学铭先生,长期随师门诊、查房、救治病患,深得真传。同时,有幸得到我国著名中医临床大师、时任浙江省中医院院长杨继荪的赏识,在杨老家中聆听临证要旨,实战案例,于病房修改病案,敏而好学,受益巨大①。由此可证,徐教授学术渊源深远可溯,正是在前辈大师的指引教诲、浙江近现代各种学术流派的滋养浸润之下,徐教授的学术思想渐于成形。

徐教授长期从事中医内科临床工作,善于思辨而又追求实效,勇于挑战危重疑难复杂病症,在内科临床尤其是肾脏疾病、风湿免疫性疾病、危重症及内科疑难杂病的诊疗方面积累了丰富的临床经验,特别是对各种慢性肾炎引起的血尿、蛋白尿的治疗,慢性肾功能衰竭中医非透析治疗,肾病综合征大量蛋白尿的中西医结合治疗,尿毒症患者的中药腹膜透析治疗,中医药对肾移植患者抗排异药物的解毒增效及对移植肾肾炎的治疗,急性肾功能衰竭的诊断及救治,系统性红斑狼疮、类风湿关节炎、干燥综合征、皮肌炎等风湿免疫性疾病的诊疗,急性心肌梗死的中医再灌注治疗,中药治疗胃肠功能衰竭配合持续性肾脏代替治疗多脏器功能不全,急性病的中医药治疗等诊治方面均颇有见地。

徐教授在专注临床工作的同时,在中医药科研方面也进行了积极的探索,并取得了丰硕的成果。在国

---

①杨继荪、李学铭均为浙江近代名医、中华人民共和国成立后浙江省首任卫生厅厅长叶熙春之弟子,徐教授可谓是再传弟子。

内外率先开展中药丹参制剂加入腹膜透析液治疗慢性肾衰竭尿毒症，自制"换肾合剂"防治肾移植抗排异药物肝肾毒性达国内领先水平；在国内率先建立"院前急救—院内急救—急诊"ICU 三位一体急救模式；主持省部级及厅局级课题 4 项，并取得科研成果 6 项。多次获得浙江省卫生厅、中医药管理局科技进步奖。曾接受浙江省卫生厅的调令负责浙江省第二中医院（浙江省中医药研究院附属医院）的筹建，倾注了大量心血，直至三级甲等中医院的顺利验收，并长期担任医院常务副院长、业务分管院长及兼任大内科主任、急救中心主任、肾内科主任等，为浙江省中医药重点学科中西医结合肾脏病学和中西医结合急救医学的学科带头人，并任中华中医药学会理事、中华中医药学会内科分会理事、中国中西医结合急救医学专业委员会常委、浙江省医学会肾脏病分会副主任委员、浙江省中西医结合肾脏病学会副主任委员、浙江省中医内科学会副主任委员、浙江省中西医结合急救医学专业委员会主任委员、浙江省人工肾专业委员会及透析移植研究会理事、浙江省风湿病学会常委、中华中医药学会科学技术奖评审专家、《浙江中医杂志》编委等职。

徐教授在工作中总是冲在第一线，哪里有危险，哪里就有他的身影。2003年获浙江省卫生系统抗击"非典"先进工作者。在"5·12"汶川大地震灾后重建中，于2009年6月至2009年9月参加第六批浙江省支援青川医疗卫生队，工作积极，表现优异，被授予"卫生援川优秀指挥长"称号。在退休以后，仍然坚持门诊，活跃在临床一线。他常说："患者将生命安危托付于我们，只可敬畏担当，绝不可疏忽推诿、医风虚浮。""医学有遗憾，如履薄冰；药到病难除，寝食不安。"这是徐教授应浙江省名中医研究院之约写的一联从医感悟，它印证了一位清醒睿智的医者，一位经历了40余年临床风雨坎坷的老中医对医生职业的诠释和对患者的态度。作为浙江省最具网络人气的十大省级名中医之一，徐教授一直受到广大患者的尊敬和推崇。经国家中医药管理局批准，2016年徐再春全国名老中医药专家传承工作室成立。工作室致力于整理、发掘和传承徐教授的学术思想和临床经验，旨在弘扬医德、悬壶济人，为祖国医学薪火相传贡献一份微薄之力。

徐再春全国名老中医药专家传承工作室

1. 传道解惑

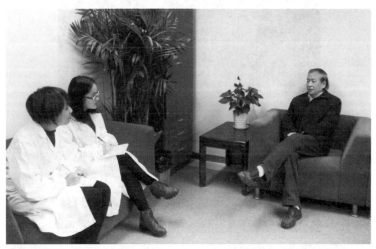

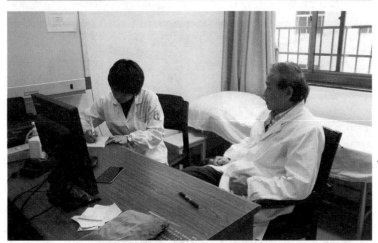

2. 徐教授和他的老师

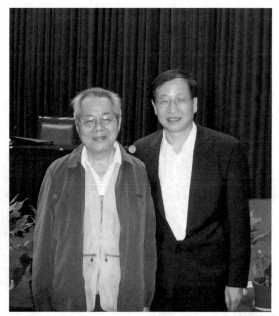

3. 工作室

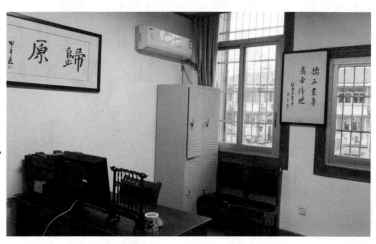

4. 诊治患者

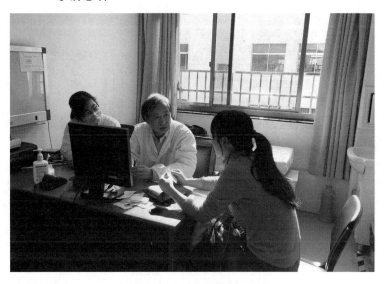

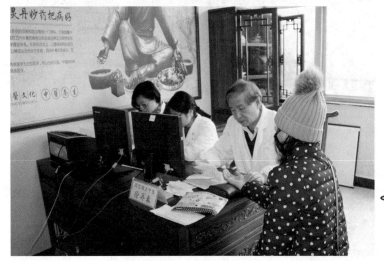

5. 我们的大家庭(工作室合照)

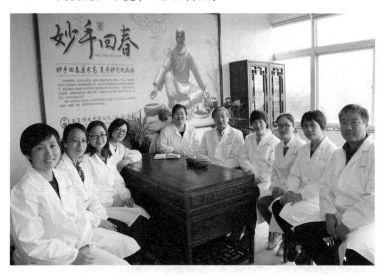

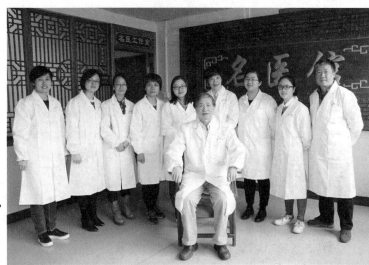

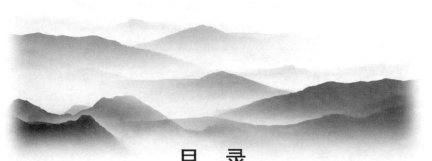

目 录

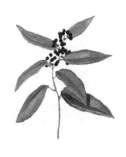

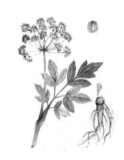

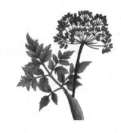

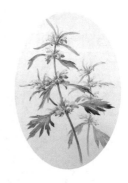

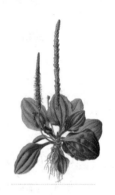

第一篇

经验总结

第一章　肾病综合征

肾病综合征是由一组具有类似临床表现、不同病因及病理改变的肾小球疾病构成的临床综合征,常表现为大量蛋白尿、高度水肿、高脂血症及低蛋白血症等。属于中医中的"水肿""虚劳""尿浊"等范畴。《金匮要略·水气病脉证并治第十四》提出"五水"之说。"师曰:病有风水、有皮水、有正水、有石水、有黄汗。"

【病因病机】

1.古籍溯源

◆ 《四圣心源》："水从下升，而推原其本，实自上降，离中之阴，水之根也。水降于肺胃，肺胃右转，清凉而化浊阴，是水降于气分也。""水生于肺而统于肾，藏于膀胱而泄于肝。""肺气化水，传于膀胱，肝气疏泄，水窍清通，是以肿胀不作。膀胱之窍，清则开而热则闭。"

◆ 《灵枢·本输》："三焦者，入络膀胱，约下焦，实则闭癃，虚则遗溺。"

◆ 《金匮要略·水气病脉证并治》："腰以上肿，当发汗乃愈，汗发则气通而水亦泄；腰以下肿，当利小便，便利则水行而气亦达矣。"

◆ 《素问·至真要大论》："诸湿肿满，皆属于脾。"

◆ 《素问·水热穴论》："肾者，胃之关也，关门不利，故聚水而从其类也。"

◆ 《诸病源候论·水肿病诸候》："水病无不由脾肾虚所为。脾肾虚则水妄行，盈溢皮肤而令身体肿满。"

◆ 《素问·经脉别论》："饮入于胃，游溢精气，上输于脾，脾气散精，上归于肺，通调水道，下输膀胱，水精四布，五经并行。"

2. 病因病机

肺、脾、肾三脏功能失调，三焦渎职，膀胱气化不利，致体内水液停蓄，敷布不能，流溢肌肤，而发水肿。但其诱发因素具有多样性：

◆　感受外邪，致肺失宣畅；

◆　时令阴雨、久居湿地、涉水冒雨、饮食内伤，致湿邪内侵，碍于脾胃；

◆　先天禀赋不足，劳倦纵欲，耗气伤精，累及脾肾。

反复不愈，常与湿热毒邪、湿浊瘀血有关。湿热毒邪弥漫三焦，伤及气化；或久病所致之湿浊瘀血内停，正邪相互影响，相互交联，恶性循环，形成肾病综合征反复发作、长期不愈的特点。

【临床辨证思路】

在治疗肾病综合征的辨证思路上，徐教授重视中医定性、定位，并与西医治疗相结合，用药不拘泥于简单的辨证分型，重视中西医结合治疗。

1. 结合西医分期，不同证型及用药特点

肾病综合征根据疾病进程以及西医口服药治疗，可分成三期，辨证不同，用药亦有区分（详见表1-1）。

起病期：肾病综合征起病多急，多由外邪诱发，如湿热、风邪、水湿等，表现为本虚标实。在治疗上多秉行"急则治其标",应积极祛外邪治疗,如与外感有关,则越婢加术汤佐以连翘赤小豆汤加减。特别是小儿,其体质偏热,急性起病时多外邪转热,而小儿肺本虚,不能固表,故多联用玉屏风散加减。

治疗期:急性初发患者应予激素及中药二联用药。

(1)未用激素治疗时,多表现为脾肾阳虚证。脾肾阳虚,无力运化水湿,导致水停体内,表现为颜面及四肢浮肿、畏寒乏力,舌淡苔白脉滑。

治拟益气健脾、温阳利水。

方用真武汤合五苓散加减。

药用附子、茯苓、白术、猪苓、车前子、鹿角霜等。

(2)激素为阳刚之品,在服用激素治疗过程中,会导致阳气亢奋,阳长阴消,表现为精神亢奋、激动,面部潮红,口干咽痛,舌红少津,脉细数。

治拟滋阴清热。

方用二至丸加减。

药用生地黄、山茱萸、女贞子、墨旱莲、枸杞、知母、牡丹皮、鳖甲、龟板、黄芩、忍冬藤、玄参等减毒增效。

恢复期:在激素逐渐减量过程中,常表现为腰膝酸软、头晕耳鸣、神疲乏力、少气懒言,舌淡,脉沉细,与气虚、阳虚有关。

方用右归丸加减。

　　药用仙茅、鹿角片、巴戟天、肉苁蓉、黄芪、太子
参、生地、淫羊藿、知母之类温肾滋肾药物,以期阴平
阳秘,精神乃治。

　　久病不愈与频复发多为肾虚络阻所致,治拟益肾
通络,"久病多虚,久病夹瘀"。常选用仙茅、鹿角片、生
黄芪、生晒参、熟地、巴戟天、菟丝子、淫羊藿、白术、茯苓
等温补脾肾,填精益髓,调动体内生机,增强脾肾功能,佐
以丹参、益母草、川芎、当归之品活血通络。

表 1-1　不同分期的辨证特点及用药情况

分期	病因病机	治则要点	方药
起病期	虚实夹杂	祛外邪为主	外感:越婢加术汤佐以连翘赤小豆汤加减 本虚不能固表:玉屏风散加减
治疗期	未用激素者,脾肾阳虚	温补脾肾	真武汤合五苓散加减
	服用激素者,阴虚内热	滋阴清热	二至丸加减
恢复期	气虚、阳虚	温补肾阳	右归丸
久病不愈与频复发	久病多虚夹瘀,肾虚络阻	温补脾肾,填精益髓,活血化瘀	右归丸佐以活血通络之品

2. 复发不离血瘀、湿浊、湿热

(1)血瘀

　　若肾病综合征病久不愈,常致肾虚络损,气滞血

瘀。《内经》云："初病在气,久病在血",故患者常表现为固定腰痛和肾区叩击痛,面色黯淡,口唇黯淡,舌质紫黯或舌有瘀点瘀斑,脉细涩。此类患者往往肾病日久,水肿顽固不消,水邪客于经络,流滋肌肤,阻碍气机,血行不畅,必有瘀血内停,治疗上有瘀必化,且贯彻治疗始终。常选用大黄、三七、桃仁、红花、丹参、川芎、当归、益母草、泽兰等,促使气血循环流畅,改善纤溶状态,恢复下焦气化功能,促进尿量增加,水肿消退,蛋白减少或消失。

对于病程日久,气滞血瘀严重者,徐教授常选用穿山甲、水蛭、全蝎、地鳖虫等动物药,该类药善于走窜,性专行散,能活血化瘀,通行经络,实奏奇效。

（2）湿浊

湿浊之邪,长期留滞脏腑经络,导致脏腑气机升降出入失调,肾病综合征久治不愈。徐教授认为,通腑降浊法是清除体内毒素行之有效的方法之一。

①若见大便秘结,或脘腹胀满,舌苔厚腻,常选用制大黄、枳壳、黄连、黄芩、六月雪、豆蔻等通腑祛湿降浊,临床多获良效,实堪效法。

②年老体弱,偏于气虚、阴虚者,常用肉苁蓉、火麻仁、郁李仁、当归、黄芪、党参、白术等,以益气滋阴,养血润肠通腑,起"增水行舟"之效。

（3）湿热

肾病综合征患者应用激素及细胞毒药物时免疫功能低下易引起感染，常见上呼吸道感染、胃肠道感染、皮肤感染。徐教授强调辨其证之虚实。实者多以湿热为患，特别是水湿之邪久蕴化热及激素应用后出现舌红苔黄腻等隐性湿热，临床应引起高度重视。湿热之邪治疗按三焦辨证。

湿热在上焦皮毛者，以皮肤疮毒、疖肿为特点。常选用五味消毒饮加用地肤子、蛇床子、白鲜皮清热解毒利湿。

湿热在上焦肺卫者，以咳嗽，咽痛，舌红少津。治当银翘散加用清利咽喉之品如射干、牛蒡子、白花蛇舌草等。

湿热在中焦脾胃者，以脘闷纳呆、口苦口腻、口干不多饮为特点。方选四妙丸合甘露消毒丹化裁。

外感湿热在下焦肾与膀胱者，以尿频、尿急、尿痛或小便不爽、量少灼热、黄赤浑浊或腰痛、小腹坠胀不适为特点。方选八正散加黄柏、车前草、滑石等。

此外，以下药物都有清热化湿、减少蛋白尿的作用，可以在辨证的基础上酌情选用，如石韦、落得打、荠菜花、玉米须、凤尾草、猫爪草、六月雪等。

第二章　急性肾损伤

急性肾损伤（Acute Kidney Injury，AKI）指由各种原因引起的肾功能的突然减退，导致尿素和其他含氮代谢产物的潴留以及细胞外液容量和电解质的失调而出现的临床综合征。关于急性肾损伤，有 KDIGO（Kidney Disease：Improving Global Outcomes，改善全球肾脏病预后组织）定义和分期标准（2012 年），以及 AKIN（Acute Kidney Injury Network，急性肾损伤网络）（2004 年）和 RIFLE（Risk，Injury，Failure，Loss，End Stage Kidney Disease，终末期肾病）（2007年）两种诊断标准。

KDIGO 指南（2012 年）将 AKI 定义如下：

◆　48 小时内血清肌酐增加量≥0.3mg/dL（≥26.5μmol/L）；

◆　或 7 天内血清肌酐增加至基线的 1.5 倍或以上；

◆　或尿量＜0.5mL/（kg・h），持续 6 小时以上。

在诊断前需要矫正 AKI 的梗阻性因素。

AKI 在临床上主要表现为水肿、少尿、无尿等，症状重,起病凶险,预后不佳,为临床危重症之一,属于中医"关格""癃闭""水肿"等病的范畴。

【病因病机】

1. 古籍溯源

◆《医学心悟》:"更有小便不通,因而吐食者,名曰关格。经云:关则不得小便,格则吐逆,关格者,不得尽其命矣。"

◆《诸病源候论·大便病诸候》:"关格者,大小便不通也。大便不通,谓之内关,小便不通,谓之外格;二便俱不通,为关格也。由阴阳气不和,荣卫不通故也。"

◆《伤寒杂病论·平脉法》:"寸口脉浮而大,浮为虚,大为实;在尺为关,在寸为格,关则不得小便,格则吐逆。"

◆《证治汇补》:"关格者,脉名也。……关者,热在下焦,必下绝小便。……格者,寒在上焦,必小便不通,旦夕之间,陡增呕恶,此因浊邪壅塞。三焦正气不得升降,所以关应下而小便闭,格应上而生吐呕,阴阳闭绝,一日即死,最为危候。"

◆《景岳全书·癃闭》:"小水不通,是为癃闭,此最危最急证也。水道不通,则上侵脾胃而为胀,外侵肌肉而为肿,泛及中焦则为呕,再及上焦则为喘,数日不通则奔迫难堪,必致危殆。"

2.病因病机

AKI多与感受外邪、药毒伤肾、饮食失节、肝阳上亢、劳倦过度导致病理损害加重,脏腑功能严重受损有关。其病机多为本虚标实。脾肾亏虚为其本,湿热、水饮、瘀血、浊毒为其标,肾虚血瘀则是导致病情演变进展的重要病理因素。

【临床辨证思路】

AKI为本虚标实、虚实夹杂之证,脏腑功能虚损,感受湿、热、毒邪或外伤、药毒等,使湿、热、瘀、浊、毒邪等病理产物在体内蓄积,进一步损伤正气,邪毒蕴结不解,阻滞经络,血行不畅,瘀浊互阻,致使病情缠绵不愈,加重病情,影响预后。

1.内外夹杂而致病

徐教授认为,所谓急性肾衰竭多起病急,其根本原因是本虚,肺脾肾三脏功能受损,导致外邪入侵,内外夹杂致病。外感六淫邪毒,内伤饮食七情、中毒、虫咬,侵袭脏腑,导致肺之治节无权,脾之健运失司,肾之开阖无度,加之膀胱气化功能失常,水湿浊邪不能排出体外,从而发为本病;又或禀赋不足、劳累过度、饮食失节,肾病久治不愈,致脏器虚损,肾用失司,正虚邪实,水湿毒邪内停,寒热错杂,诸症由生,发为本病。

2. 湿毒贯穿疾病始终

徐教授认为,在 AKI 疾病整个进程中,湿毒为主要致病因素。湿毒阻于上焦,肺气不宣,致清气不升,浊阴不降,表现为气短、胸闷;湿毒阻于中焦,脾胃升降失常,则恶心、呕吐、厌食、腹胀;湿毒阻于下焦,正气不得升降,水液不得下输膀胱而致无尿、癃闭,同时水湿泛滥肌肤则为肿;湿毒阻遏肾阳,致肾阳不足,命门火衰,则形寒肢冷,腰膝酸软。久病则邪毒入络入血,血行于脉外则出血;清窍被蒙,肾虚风动则神志昏迷,甚则惊厥抽搐;最终水气凌心,喘促由生,心肾两败,阴阳离决而死亡。

3. 治疗上推崇"治水三法"

治疗上,徐教授认为急则治其标,需驱邪救肾,推崇"治水三法",即"去宛陈莝"。《素问·汤液醪醴论》曰:"平治于权衡,去宛陈莝,是以微动四极,温衣缪刺其处,以复其形。开鬼门,洁净府,精以时服。"《治法》对其做出了详细的解释:"平治权衡者,察脉之浮沉也;去宛陈莝者,疏涤肠胃也;开鬼门,洁净府者,发汗,利小便也。原其所因,则冒风寒暑湿属外,喜怒忧思属内,饮食劳逸背于常经属不内外,皆致此疾。治之,当究其所因及诸禁忌而为治也。"同样,徐教授认为人体内的各种致病因素,不仅仅是湿邪(如湿邪久凝成痰,湿邪久郁化热而成湿热),还有毒邪、浊邪、血瘀(久病夹瘀,则血瘀明显)等,因此一切祛痰、祛湿、活血化瘀之法均可称之为"去宛陈莝"。

4. 从三焦辨治

湿毒弥漫三焦,升降失司,可致膀胱气化无权,水气凌心犯肺,上扰清阳则眩晕,内侵胃肠则食减,结于胁下则硬满,最终出现尿少尿闭、胸闷心悸、恶心呕吐、周身水肿等症状。

(1)上焦宣降失司,可见咳嗽咳痰、胸闷喘憋、心悸气促等。石寿堂《医原》:"湿多者……治法总以轻开肺气为主,肺主一身之气,气化则湿自化,即有兼邪,亦与之俱化。湿气弥漫,本无形质,宜用体轻而味辛淡者治之,辛如杏仁、豆蔻、半夏、厚朴、藿梗,淡如苡仁、通草、茯苓、猪苓、泽泻之类……"

治则:以宣肺为主,拟疏风解表,清热散邪。

方药:银翘散加减。

(2)中焦气机痞塞,可见食少纳呆、脘腹胀满、恶心呕吐、大便不畅等。脾主运化,湿邪不去,停于中焦,水邪干胃,脾气不运,脾胃升降失常,表现为呕吐不食、脘腹胀满。

治则：健脾化湿泄浊。

方药：三黄泻心汤加减。方中采用黄芩、黄柏、黄连清热祛湿。共奏化湿泄浊之功。

（3）下焦气化不利，可见尿少尿闭、肢体困重、周身水肿等。肾主水，肾虚不能主水，导致水湿代谢障碍，表现为在腰以下水肿较重，反复消长，甚则全身浮肿，实为肾虚不能行水。

治则：化气行水，消肿泄浊。

方药：五苓散加减。方中选用猪苓、茯苓淡渗利湿。

综上所述，急性肾损伤从三焦辨治可小结为表2-1。

表 2-1　急性肾损伤从三焦辨治小结

	主症	治则要点	方药
上焦	咳嗽咳痰、胸闷喘憋、心悸气促	以宣肺为主，拟疏风解表，清热散邪	银翘散加减。如杏仁、豆蔻、半夏、厚朴、藿梗之类宣肺化湿
中焦	食少纳呆、脘腹胀满、恶心呕吐、大便不畅	健脾化湿泄浊	三黄泻心汤加减。方中采用黄芩、黄柏、黄连清热祛湿
下焦	尿少尿闭、肢体困重、周身水肿	化气行水，消肿泄浊	五苓散加减。方中选用猪苓、茯苓淡渗利湿

第三章　肾移植术后

肾移植是终末期肾病患者最有效的治疗手段之一,目前已有越来越多的患者通过肾移植恢复了健康。肾移植术后患者的生活质量明显改善,但也存在来自移植后排异、免疫抑制剂的副作用等问题。若处理不好可能影响移植肾的功能,甚至导致患者死亡。中医药在改善肾移植术后患者临床症状,促进肾功能恢复,减少或防止并发症的发生,提高生存质量等方面有一定的优势。

【病因病机】

肾移植术后患者多为本虚标实。

1. 肾病以肾虚为本

肾移植前由于慢性肾脏病的存在,日久导致机体正气虚衰,"久病则虚";移植后免疫抑制剂为药毒,其性多热,易损伤气阴,表现为气阴两虚,手术过程中易失血失液而表现为气血亏虚。肾移植术后的机体排异以及肾移植后免疫抑制剂的应用,导致机体虚衰加重。

2. 起病不离湿浊/血瘀

患者做肾移植前通常已处于终末期肾病阶段，多夹有各种实邪，如血瘀、浊毒、湿热、湿邪等；肾移植手术过程中，各种手术创伤和离体肾脏的植入导致脾肾气虚、脉络瘀阻；肾移植术后激素及免疫抑制剂的使用，肾虚无力驱邪外出，导致"实邪"在体内留滞而发病。

在治疗上多根据辨证论治，在补益脾肾基础上佐以活血化瘀、清热祛湿、健脾和胃等。

【临床辨证思路】

1. 移植肾的功能延迟恢复

肾功能延迟恢复是肾移植术后最常见的并发症，表现为无尿或少尿、面浮肢肿、腹胀、神疲乏力、恶心纳呆，舌淡苔白厚，脉滑。实验室检查可见血肌酐、尿素氮进行性升高，彩超显示移植肾血供丰富，血管阻力指数多为正常。中医辨证多为肾气不足，瘀血、水湿、浊毒为患。

治则：徐教授认为在治疗上，除补益脾肾外，需加用清热祛湿，活血化瘀之品。

方药：黄芪、白术益气健脾肾，薏苡仁、泽泻、茯苓等。如舌苔白腻，加用二陈汤加减，药用法半夏、陈皮、木香、茯苓、白术、山药、紫苏叶、佩兰、石菖蒲、白豆蔻、生姜、大枣等化湿之品,促进肾功能恢复。

2. 肾移植后蛋白尿

肾移植术后,随着移植肾作用的发挥,各种毒性代谢产物迅速排泄,水、电解质、酸碱平衡重新建立,机体内环境得以稳定,各种尿毒症所致的症状明显缓解并消失,邪去正复。但是为了防止移植肾发生排斥反应,患者须长期服用环孢素 A、硫唑嘌呤、骁悉、泼尼松等多种免疫抑制剂,药毒内侵,脾胃功能受损,运化失职,湿浊内生;同时肾移植患者常常担心巨额的医疗费用以及随时可能发生的排斥反应,致使肝气郁结,气郁化火,与湿相结,成湿热之证。湿热或湿浊伤肾,肾失固摄,致精微下泄,大量蛋白随尿排出。为了防止排斥反应,肾移植患者又不能停用免疫抑制剂,使湿浊产生的元凶不能祛除,湿浊之证长期存在。《素问·至真要大论》指出:"诸转反戾,水液浑浊,皆属于热。"唐代王冰在注释《黄帝内经》时则进一步说明:"溲变者,水火相交,火淫于下也,而水脏水腑皆为病也。"

治则:徐教授认为,此时湿热与单纯湿热之邪不同,其病机主要为肾移植术后脾肾亏虚,脾胃困于湿,外复受于湿,内外湿邪相互作用致病。若单以发表攻里,则易阳伤而成痉;若单以攻里,则易伤脾胃之阳,而成洞泄寒中。

方药:黄芩滑石汤加减。该方原为《温病条辨》中清热利湿之剂,主治湿温邪在中焦。方中黄芩、滑石清热利湿、泻火解毒,猪苓、茯苓利水渗湿,大腹皮利水消肿,豆蔻化湿行气,诸药合用,宣气利小便之功,气化则湿化,小便利则火腑通而热自清,共奏清热、化湿、行气之功效,对于肾移植术后脾虚内外湿热所致的蛋白尿之证,甚为合拍。

3. 药物性肝损

肾移植术后患者,需要终身服用免疫抑制剂,由此花费的巨额医疗费用以及随时可能发生的排斥反应成为患者巨大的心理压力,容易心情不畅,这是此类患者不同于其他患者的一个特点。长期心情不畅,气机失于疏泄,致使肝气郁结,肝郁乘脾,再加长期大剂量应用环孢素 A、硫唑嘌呤、骁悉、泼尼松等药物,损伤了脾胃功能,以致运化失常,湿浊内生,郁而化热,熏蒸肝胆,胆汁不循常道,外泄肌表而发黄。故其病机特点,为肝郁脾困,木滞土壅。

治则:《素问·六元正纪大论》指出:"木郁达之。"

方药:疏肝和胃之四逆散,加清热解毒之茵陈,治疗肾移植术后环孢素 A 所致黄疸,甚为合拍。方中以茵陈为主药,清热利湿退黄;柴胡疏肝解郁,直达病所,与白芍合用,养血柔肝;枳壳行气化滞;白芍、甘草合用,调和肝脾。全方共奏清热化湿、疏肝行气之功效。一治其本,则肝郁得疏,土壅得散,湿热内生之源被切断;二治其标,则湿热之邪被祛除,故疗效显著。

此外,徐教授自拟方"换肾合剂"已在临床广泛运用。方中重在以黄芩、黄连、大黄清热燥湿、泄浊解毒;水牛角、羚羊角清热凉血;辅以苎麻根、天仙藤、鸡血藤利水通络。诸药合用,共奏化湿泄浊、凉血解毒的功能,从而达到防治环孢霉素 A 肝肾毒性的作用。

4. 水　肿

肾移植术后部分患者长期有蛋白尿,与原有肾脏疾病复发、排斥反应、发生慢性移植肾肾病、免疫抑制剂引起的不良反应等有关。肾移植后由于各种免疫抑制剂的使用,药毒损伤脾胃功能,导致脾胃运化失常,湿浊内生,肝气郁结,气郁化火,与湿邪相结而成湿热之证。

在辨证上多为久病体虚,脾肾两虚,湿浊内蕴,气滞血瘀。

方药:黄芩滑石汤加减。黄芩滑石汤原为《温病条辨》清热利湿之剂,主治湿温邪在中焦。方中黄芩、滑石清热利湿、泻火解毒;猪苓、茯苓利水渗湿;大腹皮利水消肿;豆蔻化湿行气。诸药合用,共奏清热、化湿、行气利小便之功效,因此除适用于湿热所致的蛋白尿外,对于湿热内阻、气化不利的水肿,亦有一定疗效。

5. 便　秘

肾移植术后,随着移植肾作用的发挥,患者肾脏相关功能逐渐恢复。但由于机体的长期消耗,各系统功能,尤其是消化、心血管系统不可能很快恢复,加之各种免疫抑制药物及激素的毒副作用,使不少患者表现为肾气虚弱、湿热未尽的病机特点,临床上便秘、恶心、精神萎靡的患者不在少数。中医辨证多为本虚标实之证,三焦湿热壅滞、血分热毒蛰伏乃辨证的关键。

治则:清热解毒,凉血化瘀。

方药:徐教授自拟"换肾汤"。该方以犀角地黄汤为基础,方药中重水牛角、羚羊角凉血解毒,为君药;再以黄芩、黄连清热燥湿,大黄凉血通便,为臣药,辅以苎麻根、天仙藤、鸡血藤,利水通络,后随症加减。此方不但可取得较好的效果,而且动物实验研究发现,该方能预防抗排异药的肝肾毒性反应。

第四章　肾纤维化

肾纤维化是一种病理生理改变,指肾脏由于创伤、感染、炎症、血循环障碍,以及免疫反应等多种致病因素刺激,其固有细胞受损,细胞外基质异常沉积造成肾实质逐渐硬化,形成瘢痕,直至肾脏完全丧失脏器功能。肾脏纤维化是所有肾脏疾病发展到终末期肾功能衰竭的共同病变。中医学中没有肾纤维化对应的病名,但根据症状,应属于"水肿""癃闭""关格"等证。

【病因病机】

1. 脾肾阴阳衰惫,浊邪湿热瘀血

水肿、癃闭、关格等证,反复发作或迁延日久,脾肾阴阳衰惫,气虚不化,而致湿浊毒邪内蕴,气血不通。因此,临床以恶心、呕吐、胃脘胀满、口气臭秽、头痛烦闷表现为主,尿素氮及肌酐明显升高,病情多较急重,应急施治标之法,以求病情稳定。脾肾阴阳衰惫是本,浊邪湿热瘀血是标,表现为本虚标实。脾失健运、固摄失司,可导致蛋白等精微物质随尿流失。

蛋白尿的持续存在、低蛋白血症及脂质代谢异常等，均可造成肾功能的持续损害，加重肾小球及肾间质的炎症反应并促进其纤维化；瘀血证虽为标证，但它贯穿于慢性肾脏疾病—肾纤维化的所有阶段。

2. 湿邪为病

肾纤维化多表现为脾肾气虚为主，患者脾气衰微，运化功能失调，水液不能正常分布，湿浊内生，弥漫三焦。而湿性重浊，又最易阻碍脾运，升降逆乱，故临床出现一系列消化道症状。此外，湿邪致病还有其独有的特点：①需辨寒热。若病理性质偏阴者多为寒湿，病理性质偏阳者多为湿热。②病情缠绵。因湿为阴邪，其性重浊黏滞，每多迁延难愈。③易夹血瘀。湿浊郁久成毒，湿毒化热易入血分，造成气血凝滞而出现一系列毒热入血症状。

因此，在治疗上应紧紧抓住"急则治标，缓则治本"的原则，芳香化浊、苦寒泄热、清热解毒、活血化瘀皆以治标为主，临证根据实邪的不同也可化湿泄热与活血解毒二法合用，也可采用祛水除湿、泻肺利水、通腑泻浊、活血化瘀、清营解毒、镇痉息风、开窍醒神等祛邪方法，一般可见肌酐尿素氮有所下降，病情初步缓解。

总之，肾纤维化在中医角度不外乎肾虚为本，湿浊、湿热、血瘀之邪相互作用而致病,因此在治疗上应扶正补虚,佐以清热利湿,活血化瘀,祛湿泄浊。

【临床辨证思路】

1. 气虚、气滞致瘀,活血化瘀很重要

气血是人体生命活动的动力和源泉,是脏腑功能活动的物质基础,同样也是脏腑功能活动的产物,肾通过所藏元气影响其他脏腑,从而作用于气血。《医林改错》说:"元气既虚,必不能达于血管,血管无气必停留而为瘀"。唐容川所谓"离经之血不散成瘀",慢性肾病大多迁延难愈,"久病及肾""久病多瘀""久病多虚"。肾气亏虚,气为血帅,气行则血行,气虚则血滞,正如《读医随笔》说:"气虚不足以推血,则血必有瘀"。气虚致瘀是慢性肾病瘀血证的主要原因。

初起常由蛋白尿、血尿不愈,逐渐出现肾功能恶化而无明显的征象,有的发病之初就可见到皮肤瘀点或瘀斑、舌体青紫、面色苍黑、肌肤甲错、脉象涩紧沉迟等,必须用活血化瘀法治疗。

瘀血证患者除可见腰部疼痛、面色晦滞、舌有瘀斑或瘀点、脉涩等临床表现外,还可见到血液黏稠度增加、肾脏硬化缩小,肾脏病理显示肾小球硬化、间质纤维化及肾小球基膜增厚、基质增多。此外,久病水

肿不消、肾脏囊性病变等也常与瘀血密切相关,活血化瘀法对改善血液循环具有较好作用。临床有时缺乏典型的血瘀症状及舌脉等表现,但机体仍存在肾脏血液流动力学改变及肾内微循环障碍等血瘀征象。

2. 发病不离湿浊,通利六腑为关键

湿浊、瘀血、水气等实邪是病发之标,但一旦停蓄留滞为患,又会反过来加重正气的损耗,形成恶性循环。张志聪在《侣山堂类辨》中指出:"凡病当先却其邪,调其血气,顺其所逆,通其所稽,阴阳和平而正气自复。"因此,祛邪虽是治标之法,却是慢性肾衰竭临床治疗不可缺少的内容。血肌酐、尿素氮、胍类等均是体内代谢产物,是慢性肾功能衰竭病变过程中的病理产物,与中医的湿浊等病理产物密切相关。这些病理产物是导致病变发展、脏腑功能进一步衰败的重要因素,是慢性肾功能衰竭的病机关键。

六腑的生理功能是"传化物而不藏"。在病变过程中,六腑还有排泄病理产物的作用,其排出途径以大小便为主,所以说六腑"以降为顺,以通为用"。若通降不及,则病理产物在机体停蓄。因此,通利六腑是为祛除湿浊诸邪,如血肌酐、尿素氮、胍类等代谢产物。这虽是治标之法,但邪祛则正安,有利于正气以及气机恢复。通利六腑的方法较多,如中药薰蒸发汗、内服中药通利、中药灌肠等,临床上均可选择应用,在慢性肾功能衰竭过程中,若能明辨病邪性质,针对用药,有效祛除病邪,每能改善症状,恢复脏腑功能,降低血肌酐尿素氮等水平,延迟透析时间,改善预后。但祛邪时应注意:祛邪既不能太过,又不能不及,应根据正虚程度,邪祛即止,因势利导,达到邪祛又不伤正气的目的。

第五章　尿路结石

尿路结石是常见的泌尿系统疾病之一，好发于青壮年人群。近年来，我国人群尿路结石发病率不断增高，成为世界三大结石高发区之一。尿路结石在中医中属于"石淋""血淋""腰痛"等范畴。其临床表现为发病突然，腰痛剧烈，多呈持续性或间歇性疼痛，并沿输尿管，向髂窝、会阴等处放射，或出现血尿、脓尿、排尿不适或尿流中断等。

【病因病机】

1. 古籍溯源

◆ 《诸病源候论》："石淋者，淋而出石也。肾主水，水结则化为石，故肾客砂石。肾虚为热所乘，热则成淋。其病之状，小便则茎里痛，尿不能卒出，痛引少腹，膀胱里急，砂石从小便道出。甚者塞痛，令闷绝。"

◆ 《金匮翼》："诸淋者，由肾虚而膀胱热也。肾气通于阴，阴，津液下流之道也。膀胱与肾为表里，为津液之府，肾虚则小便数，膀胱热则水下涩，数而且涩，则淋沥不宣，故谓之淋。"

◆ 《神农本草经》："女子阴蚀痛,石淋。"

◆ 《医宗金鉴》："石淋犹如碱结铛,是因湿热炼膀胱。"

◆ 《丹溪心法》："诸淋所发皆肾虚而膀胱生热也。"

◆ 《严氏济生方·淋利论治》云："此由饮酒房劳,或动役冒热,或饮冷逐热,或散石发动,热结下焦,遂成淋闭。亦有温病后,余热不散,霍乱后当风取凉,亦令人淋闭。"

2.常见病因病机

石淋形成的病因病机,不离本虚标实,与热淋有相似之处。总的病机是由肾虚而致膀胱气化不利,膀胱湿热而致泌尿功能失常。内因上,肝、脾、肾同病,为本虚证,标实不离湿热瘀结。徐教授认为,石淋多起病急,因此在辨治上以急性发作期和慢性缓解期分期比较合适,急则治其标,缓则治其本,根据患者临床表现缓急轻重,权衡用药,标本兼治以达目的。

【临床辨证思路】

1.急性发作期

(1)下焦湿热型。淋证的发病多由湿热而致,并且贯穿疾病始终。"若其湿热留滞,砂石固不可移",

故治疗当急去湿热,且贯彻治疗始终。

主症:尿频尿急,小便刺痛,排尿不畅,或尿中夹有细砂,腰痛如折,腹痛向阴部放射,疼痛难忍,大汗淋漓,舌质红,苔黄腻,脉滑数。

治则:清利湿热,化石通淋为主。

徐教授用药特点:

①每方必用"三金""三石":金钱草、鸡内金、海金沙,取其清热利湿化石之效;石苇、滑石、石见穿,功擅利水气,化结石,通肾窍。

②药对常用冬葵子及王不留行:前者润燥通肠滑窍,通营卫,行津液,利二便,是治淋证之要药;后者利小便,行血通经,善于下走。

③随症加减:热邪较盛者,尿路结石嵌顿尿道,浊毒之邪不易随尿排出,常合并尿路感染的症状,表现为热证较甚,加用紫花地丁、蒲公英、败酱草、鱼腥草、连翘、苦参、大黄、黄芩、黄柏、牡丹皮、栀子等;湿重者,加用猪苓、茯苓、泽泻、萹蓄、草薢等。

(2)气滞血瘀型。《内经》云:"初病在气,久病在血。"《金匮翼·诸淋》强调"开郁行气,破血滋阴"是治疗石淋的重要治则之一。尿路结石为湿热与砂石长期蕴结下焦,阻于水道,通降失常,使气滞难行,瘀结不散。而气为水液运行的动力源泉,气机郁滞,则水液停聚,血行不畅,进而加重湿热,各种病因愈结愈甚,故使该病常反复发作。

主症:腰腹胀痛,有刺痛感,甚则绞痛拒按,小腹胀急,发作时痛引阴股,小便涩滞,淋漓不尽,尿有血块,或尿闭,舌质暗红,舌下络脉瘀紫,舌苔薄,脉沉涩。

治则:行气活血,清热利湿通淋为主。

徐教授用药特点:

①行气常选用木香、沉香、乌药、青皮、川楝子等,助气化、除水湿、通结石。

②化瘀常选用王不留行、桃仁、红花、郁金、益母草、川牛膝、虎杖、琥珀粉等,行血通经、散瘀止痛。

③随症加减:根据"肺为水为上源"的理论,用桔梗、升麻等开肺气以达通调水道之功。病久不愈、血瘀严重者可加用穿山甲、三棱、莪术等行气破血之品。

2. 慢性缓解期

(1)脾肾两虚型

主症:倦怠乏力,口中黏腻,纳差腹胀,腰膝酸痛,便溏,小便欲出不尽或小便失禁,舌质淡红,苔白腻,脉象沉细。此为病久而致脾阳不振,气化无权,肾阳亏虚,下元不固。

治则:健脾温阳,通淋排石。

方药:巴戟天、肉苁蓉、肉桂、附子、白术、山药、茯苓、金钱草、海金沙、萹蓄、瞿麦、石韦、滑石、鸡内金等。

（2）阴虚内热型

结石日久不消,湿热蕴结,热灼津液者,或者年高体虚者,或有他疾不可久攻者,或者反复发作者,不可单纯"通利",应通补兼施,以求祛邪而不伤正。

主症:尿频,尿急,尿痛,腰酸疼痛,口干咽燥,心烦失眠,手足心热,头晕耳鸣,小便赤,舌质红,少苔,脉细数。此为病久,津液耗伤,肝肾阴虚。

治则:滋补肝肾,通淋排石。

方药:生地黄、熟地黄、牡丹皮、车前子、栀子、黄柏、淡竹叶、石韦、滑石等。

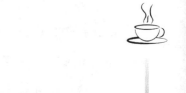

第六章　泌尿系感染

泌尿系感染是细菌引起的肾盂肾炎、膀胱炎、尿道炎、前列腺炎等病的总称,临床表现为尿频、尿急、尿痛伴或不伴有发热、腰痛等,为常见病、多发病,在感染性疾病中仅次于呼吸道感染而居第二位,女性多见。相当于中医学中的"热淋""腰痛"等范畴。

【病因病机】

1. 古籍溯源

◆ 《诸病源候论·淋病诸候》指出:"膀胱与肾为表里,但主水,水入小肠,下于胞,行于阴,为溲便也……若饮食不节,喜怒失常,虚实不调,脏腑不和,致肾虚膀胱热,肾虚则小便数,膀胱热则小便涩,数而且涩,则淋沥不宣。"

◆ 《诸病源候论·淋病诸候》:"热淋者,三焦有热,气搏于肾,流入于胞而成淋也。其状:小便赤涩。亦有宿病淋,今得热而发者,其热甚则变尿血。"

◆ 《备急千金要方》:"热淋,关格不通,下利,颜色不定,羸瘦无力……"

◆ 《食医心鉴》："热淋者,二焦有热,气伤于肾,流入于胞而成也。"

◆ 《医宗金鉴》："热淋者,膀胱蓄热而成也。"

2.病因病机

热淋者,病位在肾和膀胱。虚实夹杂证,多与湿热蕴结,气化无力有关。

（1）从"五脏"入手治热淋

徐教授认为:淋证虽为水结于膀胱化热而成,但其本为虚,故过度疲劳等易于诱发;且与水道通调不畅有关,因此热淋本虚证除与肾有关外,还与肺、脾有关,肺气不足,水道不通,小便淋沥不出;年老体弱久病,或劳累过度,均导致脾胃亏虚,脾虚而失健运,则水谷津液运化失常,内聚而蕴热生湿,酿成湿热,下注膀胱,膀胱气化不利,而发本病。情志不畅,肝气郁结,气郁化火,郁滞下焦,影响膀胱气化,气不化津且与热相合,湿热郁结而发病。

（2）"六腑以通为补"

在临床诊治过程中,徐教授发现,许多热淋患者,起病时常合并腹痛,大便不通,或有外阴不洁,秽浊污垢之邪上逆侵及膀胱,究其病因,与六腑不通有关,正如《临证指南医案》中所说,"腑失传导变化之司……凡六腑以通为补"。

【临床辨证思路】

徐教授认为,热淋常常起病急,症状重,其中湿热之邪贯穿疾病始终。湿性黏滞,易化热,与热邪夹杂后,表现为迁延难却,易反复发作,这才是治疗的难点以及重点。因此,在治疗上,分为急性发作期和反复发作期。

1. 急性发作期

(1)下焦湿热

主症:小便频数短涩,滴沥不尽,灼热刺痛,尿色黄赤,腰痛,或畏寒发热,口苦,呕吐,或见小便秘结,舌质红,苔薄黄或黄腻,脉滑数。

治则:通淋利湿,清热泻火。

方药:八正散加减。常选用瞿麦、萹蓄、滑石、车前子、栀子、通草等。若湿重于热,加薏苡仁、佩兰、萆薢、土茯苓;若热重于湿,加金银花、白花蛇舌草、知母、黄柏、黄连等。

(2)肝胆湿热

主症:小便短赤,涩滞不畅,淋漓不尽,小腹胀痛,寒热往来,口苦,咽干,胁痛,耳聋耳鸣,或带下黄臭,外阴瘙痒,舌质红,苔黄,脉弦数。

治则:清肝利湿,通淋理气。

方药:龙胆泻肝汤加减。常选用龙胆草、黄芩、泽泻、通草、栀子、车前子、当归、柴胡、生地黄、大黄(酒炒)、防风、羌活、川芎、青黛等。

2.反复发作期

(1)肾阴不足,阴虚内热

主症:多有尿热,尿痛,尿黄赤浑浊,五心烦热,腰膝酸软,头晕耳鸣,口干咽燥,舌质红,少苔,脉细数。

治则:滋肾养阴,清热通淋。

方药:知柏地黄丸加减。常选用知母、黄柏、牡丹皮、茯苓、泽泻、生地黄、石韦、车前草等。

(2)脾肾阳虚,湿热留恋

主症:小便赤涩不甚,淋漓不尽,时作时止,自觉排尿无力,遇劳则发或加重,腰膝酸软,神疲乏力,倦怠懒言,食欲不振,面色不华,舌质淡,苔白,脉沉细。

治则:健脾益肾,利湿清热。

方药:无比山药丸加减。常选用山药、生地黄、泽泻、茯苓、杜仲、菟丝子、柴胡、五味子、川牛膝、白茅根等。或用补中益气汤加味。

综上所述,热淋分期辨治可小结为表 6-1。

表 6-1　热淋分期辨治小结

分期	证型	治则要点	方药
急性发作期	下焦湿热	通淋利湿,清热泻火	八正散加减
	肝胆湿热	清肝利湿,通淋理气	龙胆泻肝汤加减
反复发作期	肾阴不足,阴虚热恋	滋肾养阴,清热通淋	知柏地黄丸加减
	脾肾阳虚,湿热留恋	健脾益肾,利湿清热	无比山药丸加减或补中益气汤加味

第七章　痛　风

痛风是由单钠尿酸盐沉积所致的晶体相关性关节病，与嘌呤代谢紊乱和（或）尿酸排泄减少所致的高尿酸血症直接相关，特指急性特征性关节炎和慢性痛风石疾病，主要包括急性发作性关节炎、痛风石形成、痛风石性慢性关节炎、尿酸盐肾病和尿酸性尿路结石，重者可出现关节残疾和肾功能不全。古书亦有"痛风"一词，但意义不一，有的指"历节风"，有的指"中风"，有的指"痹症"。目前，许多医学者将痛风归于中医"痹症"范畴，注意需与类风湿性关节炎等其他风湿性疾病相鉴别。

【病因病机】

1.古籍溯源

◆　《景岳全书》："外是阴寒水湿，今湿邪袭人皮肉筋脉；内由平素肥甘过度，湿壅下焦，寒与湿邪相结郁而化热，停留肌肤……病变部位红肿潮热，久则骨蚀。"

◆　《医门法律》："痛风一名白虎历节风，实即痛痹也。"

《幼科铁镜》："四肢上或身上一处肿痛，或移动他处,色红不圆块,参差肿起,按之滚热,便是痛风。"

◆ 《类经》:"故风寒湿三气杂至,则壅闭经络,血气不行而病为痹,故痛风不仁之属。"

2. 病因病机

徐教授认为,痛风其病位主要在关节,首发症状以下肢关节多见,如足跗趾关节,急性期以红肿热痛为首要表现,与"湿邪下行""热邪起病"特点相符。因此,痛风的主要致病因素为湿热之邪,主要影响脾肾。

(1)湿热贯穿疾病始终

外因为外受风、寒、湿、热之邪侵袭,或者过食肥甘厚腻之品,饮酒过度,寒邪化热,或者湿热夹杂,形成湿热之邪,凝滞于关节,表现为关节红肿热痛,久病则夹瘀夹痰。内因不离脾胃,脾胃为中焦,升降之中枢,气机升降失调,无力运化水湿,从而表现为水湿内停,化热而成湿热之邪致病。因此,痛风虽然分为急性发作期与慢性缓解期,但其与热淋类似,易反复发作,致病因素为湿热之邪,因此在治疗过程中,清热化湿贯穿治疗始终。

(2)生活起居饮食管理必不可少

湿热之邪与饮食、生活环境、起居环境等关系较密切,因此在痛风的诊治过程中,生活起居饮食的管理是必不可少的。中医强调"天人合一",要想控制痛风发作,生活上远离水湿过重之居处,避免海鲜、肥甘厚腻之品的摄入;起居有度,避免过度疲劳而感受外邪;保持情绪稳定。

【临床辨证思路】

1.急性发作期

多见于风寒湿热,痰浊瘀血所致,可分为以下几种。

(1)风寒湿痹

主症:恶寒或恶风,遇寒加重,得热痛减,关节肿胀疼痛,第一跖趾关节为重,屈伸不利,舌质偏红,苔薄白,脉象浮紧。

治则:疏风祛湿,温阳散寒。

方药:桂枝芍药附子汤加减。常选用桂枝、白芍、防风、荆芥、炮附子、土茯苓、薏苡仁、泽泻、甘草、延胡索等。

(2)风湿热痹

主症:发热,关节红肿热痛,热重者如刀割,夜间尤甚,口干烦躁,小便黄赤,大便干不畅,舌质红,苔黄,脉细数。

治则:清热利湿,祛风通络。

方药:白虎汤合四妙散加减。常选用生石膏、知母、黄柏、苍术、牛膝、丹参、鸡血藤、三棱、莪术、延胡索等。若发热明显,口干咽燥,关节剧痛者,重用生石膏、知母以清热邪。

2. 稳定缓解期

病久正虚邪恋,气血不足,瘀血、水湿、湿浊痹阻经络关节。可分为以下几种。

(1)肝肾阴虚,血瘀痹阻

主症:头晕目眩,两目干涩,手足心热,腰膝酸软,口干喜饮,低热盗汗,关节刺痛,痛有定处,舌质紫暗,有瘀点瘀斑,苔少,脉细数。

治则:滋补肝肾,活血通络。

方药:左归丸加减。常选用熟地黄、山茱萸、枸杞、菟丝子、女贞子、山药、红花、桃仁、鸡血藤、川牛膝、丹参、木瓜、丝瓜络、延胡索等。

(2)脾肾气虚,水湿滞留

主症:倦怠乏力,不欲饮食,恶心,腹胀腹泻,舌质淡红,苔薄白,脉沉细。

治则:健脾益肾,化湿利水。

方药:补中益气汤加减。常选用白术、山药、党参、茯苓、泽泻、萆薢、土茯苓、薏苡仁、陈皮、丹参、延胡索等。

(3)脾肾阳虚,湿浊瘀阻

主症:畏寒发冷,面色萎黄,腰酸乏力,纳呆,夜尿频多,大便溏薄,舌质淡胖,苔白腻,脉沉弱。

治则:健脾温阳,化湿降浊祛瘀。

方药:二陈汤合右归丸加减。常选用陈皮、茯苓、姜半夏、山药、鹿角胶、巴戟天、肉桂、枸杞、炒杜仲、菟丝子、桃仁、红花、鸡血藤、延胡索、木瓜等。

(4)气阴两虚,瘀血阻滞

主症:面色无华,神疲乏力,口干,手足心热,腰膝酸软,关节肿痛,盗汗,舌质暗红,或有瘀点瘀斑,苔薄白,脉沉细。

治则:益气养阴,活血散结。

方药:自拟益气散瘀汤。常选用黄芪、生地黄、牡丹皮、枸杞、忍冬藤、鸡血藤、益母草、皂角刺、延胡索等。

综上所述,痛风分期与分型辨治可小结为表7-1。

表 7-1　痛风分期与分型辨治小结

分期	证型	治则要点	方药
急性发作期	风寒湿痹	疏风祛湿,温阳散寒	桂枝芍药附子汤加减
	风寒热痹	清热利湿,祛风通络	白虎汤合四妙散加减
稳定缓解期	肝肾阴虚,血瘀痹阻	滋补肝肾,活血通络	左归丸加减
	脾肾气虚,水湿滞留	健脾益肾,化湿利水	补中益气汤加减
	脾肾阳虚,湿浊瘀阻	健脾温阳,化湿降浊祛瘀	二陈汤合右归丸加减
	气阴两虚,瘀血阻滞	益气养阴,活血散结	自拟益气散瘀汤

第八章　系统性红斑狼疮

系统性红斑狼疮是一种好发于育龄期女性的累及多脏器的自身免疫性炎症性结缔组织病。起病形式多样,表现不一。多数学者认为,发病因素与病毒感染、遗传因素、环境因素、紫外线照射及某些药物有关。典型临床表现为面部蝶形红斑、盘状红斑、网状青斑,指甲周红斑,光过敏,口腔溃疡,关节疼痛,脱发,胸膜炎或心包炎,伴或不伴发热、雷诺综合征、癫痫或精神症状,肾脏易受累。系统性红斑狼疮症状多样,根据累及脏器不同,属于中医"蝴蝶丹""阴阳毒""日晒疮""茱萸丹""痹症""水肿""血尿""胸痛"等范畴。

【病因病机】

1. 古籍溯源

◆ 《金匮要略》:"阳毒之为病,面赤斑斑如锦纹,咽喉痛、唾脓血……阴毒之为病,面目青,身痛如被杖,咽喉痛。"

◆ 《洞天奥旨》:"日晒疮,乃夏天酷烈之日曝而成者也,必先疼后破,乃外热所伤,非内热所损也……

故止须消暑热之药,如青蒿一味饮之,外用没药敷之即安。"

◆　《诸病源候论》:"赤丹者,初发疹起,大者如连钱,小者如麻豆……由风毒之重,故使赤也,亦名茱萸丹。"

2.病因病机

内因为先天禀赋不足,素体虚弱,或七情内伤,房劳过度导致肝肾亏虚,气血不足,邪毒入体,形成本虚证;外因为日光暴晒,邪热乘虚入侵肌肤,或接触化学毒物,损伤脾肾,热毒燔灼营血,出现阴虚火旺与热毒炽盛,为本病之标证。本病特点为本虚标实,病机为虚、热、瘀、毒相互转化,形成恶性循环,病情缠绵难愈。

徐教授认为,系统性红斑狼疮虽然起病表现形式多样,病因复杂,后期多种病理因素夹杂起病,但"热邪"贯穿疾病始终。

(1)热邪贯穿疾病始终

①热毒内侵,主要是阳邪、热邪、火毒之邪或风寒湿邪入里化热,导致体内阴阳平衡失调,气血运行不畅,痰凝脉络,热毒燔灼,从而耗血动血,迫血外溢,而呈热毒炽盛之象,为急性期主要病因。其中,热毒内侵营血,伤及脏腑,窜扰脉络,表现为斑疹、高热,而药

物多为热毒,致药物性狼疮。

②阴阳失调,肝肾之阴亏虚,阴虚则易生内热,郁久化毒,此为热毒内生,多见于疾病缓解期,表现为低热缠绵、颜面部斑疹隐隐、口干等症状。

"血分热毒贯穿疾病的始终"是主要病因病机,有热毒炽盛与阴血内热之分。前者主要见于病之早期和急性发作期,后者出现在疾病中期或慢性缓解期。

(2)多种病理因素夹杂起病

在系统性红斑狼疮发生、发展过程中,易夹杂各种外邪,如瘀血、水湿、湿热等,均与热毒炽盛有关。血液由阴津组成,热毒炽盛,灼伤阴津,阴虚致血液黏稠,或气虚无力推动血液运行,血行不畅,导致脉络瘀阻。热毒炽盛,耗气伤津,阴液不足,气虚气化无权,无力气化水湿,导致水湿内聚,表现为水湿之邪内盛;湿邪内郁化热,或湿从热化,或湿邪与热邪兼夹,表现为纳呆,口苦,肢体重浊,双下肢浮肿,舌体偏大,舌苔白腻、黄腻等。而湿邪、瘀血既为致病因素又为病理产物,导致疾病活动,反复发作。

【临床辨证思路】

1.急性发作期

（1）风热瘀毒

主症：面部出现蝶形红斑，或上下肢出现紫斑，肌肤瘙痒，关节疼痛，口腔溃疡，发热，小便黄赤，大便秘结，舌质偏红，苔黄腻，脉弦细。

高热口渴，关节肿痛不止，常选用白虎汤加减，清热生津，重用石膏；

皮肤瘙痒，红斑隐隐，常选用荆防败毒散加减；

面部斑纹暗红，皮肤有瘀点、瘀斑，小便黄赤，常选用犀角地黄汤加减，清热凉血；

口腔溃疡，口干烦躁，大便秘结，邪热蕴胃肠，选用大承气汤加减，加用肉苁蓉、火麻仁、郁李仁、生地黄、麦冬等滋阴润肠。

（2）湿热瘀毒

主症：口黏咽痛，面色晦暗，口唇发绀，腰痛，皮肤或可见瘀点瘀斑，舌质暗红，苔黄腻，脉沉涩。狼疮日久，湿热瘀毒互结，为正虚标实，治宜先祛邪，后扶正固本。

治则：清热化湿，化瘀解毒。

方药：四妙丸加减。常选用苍术、黄柏、川牛膝、金银花、紫花地丁、白花蛇舌草、三棱、莪术、桃仁、红花等。

2. 慢性缓解期

（1）气阴两虚

主症：乏力少气，面赤颧红，手足心热，盗汗，口燥咽干，舌红，少苔，脉细数。

治则：益气养阴，扶正固本。

方药：黄芪地黄汤加减。常选用黄芪、熟地黄、山茱萸、石斛、麦冬、茯苓、泽泻、仙茅、肉苁蓉等。

（2）脾肾阳虚

主症：面色浮肿，倦怠懒言，腰膝酸软，畏寒肢厥，纳呆，夜尿频多，大便溏薄，舌质淡胖，苔白腻，脉沉细弱。

治则：健脾温阳。

方药：偏脾阳虚用实脾饮加减，偏于肾阳虚用真武汤加减。常选用茯苓、芍药、生姜、附子、白术、厚朴、木瓜、木香、大腹子、炙甘草、生姜、大枣等。若全身浮肿明显，可加冬瓜皮、玉米须等；若大量蛋白尿不退，加用金樱子、菟丝子等。

综上所述，系统性红斑狼疮分期与分型辨治可小结为表 8-1。

表 8-1　系统性红斑狼疮分期与分型辨治小结

分期	证型	治则要点	方药
急性发作期	风热瘀毒	高热口渴，关节肿痛不止	白虎汤加减
		皮肤瘙痒，红斑隐隐	荆防败毒散加减
		面部斑纹暗红，皮肤有瘀点、瘀斑，小便黄赤	犀角地黄汤加减
		口腔溃疡，口干烦躁，大便秘结，邪热蕴胃肠	大承气汤加减
	湿热瘀毒	清热化湿，化瘀解毒	四妙丸加减
慢性缓解期	气阴两虚	益气养阴，扶正固本	黄芪地黄汤加减
	脾肾阳虚	健脾温阳、偏脾阳虚	实脾饮加减
		健脾温阳、偏肾阳虚	真武汤加减

第九章　类风湿关节炎

类风湿性关节炎（Rheumatoid Arthritis，RA）是病因不明的对称性炎性外周多关节炎，其基本病理改变为滑膜炎，血管翳形成，引起关节软骨、骨和关节囊破坏，最终导致患者丧失生活自理能力，无法完成日常生活活动，更难以继续工作。此外，RA除了关节的疼痛、肿胀及晨僵，关节受侵蚀，类风湿结节以外，可有发热、贫血、皮下结节、血管炎、心包积液及淋巴结肿大等表现，血清中可出现多种自身抗体。本病可累及多个系统，致残率高，临床表现变化多端，晚期除了引起关节强直、畸形和功能严重受损，同时可造成心、肺、肾等多脏器及多系统受损，严重影响患者健康和生活质量。属于中医学"痹证""历节风""尪痹"等范畴。

【病因病机】

1. 古籍溯源

◆《素问·痹论》："痹之安生？岐伯对曰：风寒湿三气杂至，合而为痹。"

◆《济生方》："皆因体虚，腠理空疏，受风寒湿气而成痹也。"

◆ 《类证治裁》:"诸痹……良由营气先虚,腠理不密,风寒湿乘虚内袭、正气为邪所阻……久而成痹。"

2. 病因病机

徐教授认为,类风湿性关节炎以关节痛为主要表现,属于痹症,不外乎风、寒、湿、热、虚、瘀六大病因。起病不外内外因:内因是肝肾气血阴阳不足,卫外不固;而外因为风寒湿热之邪侵袭人体。发病机制与关节、肌肉、经络痹阻,气血运行不畅有关,以邪气痹阻、痰瘀互结、正虚邪实为特征,瘀血贯穿于疾病的始末,因此,在治疗过程中,通络是疾病所有阶段必备的治法。

【临床辨证思路】

1. 风寒湿痹型

主症:骨关节疼痛走着不定,或痛有定处,手足冷痹,遇寒加剧,舌质淡,苔少,脉紧。

治则:祛风散寒,除湿通络。

方药:蠲痹汤加减。常选用羌活、独活、桂枝、秦艽、海风藤、桑枝、当归、川芎、乳香、木香、甘草等。寒重合乌头汤;关节变形,加用鸡血藤等枝藤通络,虫类搜剔。

2. 风湿热痹型

多见于急性发作期,具有热性特点。

主症:关节肿痛,局部红肿热,步履艰难,口干欲饮,舌红,苔黄腻,脉象滑数。

治则:清热燥湿,化瘀通络。

方药:白虎桂枝汤或四妙散加减。常选用土茯苓、土牛膝、黄柏、金银花、白花蛇舌草等。风邪偏胜,疼痛游走加用防风、威灵仙、忍冬藤、海风藤等;湿邪偏盛者,重用苍术,加用木瓜、薏苡仁、萆薢等利湿。

3. 寒湿瘀热错杂型

主症:关节疼痛、拒按,头痛眩晕,畏寒发热,身体消瘦,恶心干呕,舌质暗红,苔黄,脉细。

治则:寒热并用,清热除湿,温经通络。

方药:选用桂枝芍药知母汤加味。常选用桂枝、芍药、甘草、麻黄、生姜、白术、知母、防风、附子等

4. 肝肾气血亏虚型

主症:关节疼痛,晨僵,关节疼痛抬举屈伸不利,怕冷,腰膝酸软,口干、口苦,低热,心悸气短,乏力,舌质淡,苔白,脉弦细数。

治则:滋养肝肾、调补气血、活血通络。

方药:选用独活寄生汤加减。常选用独活、桑寄

生、杜仲、牛膝、细辛、秦艽、茯苓、肉桂心、防风、川芎、人参、甘草、当归、芍药、干地黄等。对于久病、关节疼痛、僵硬变形、伴有皮下结节、麻木不仁者,可加用全蝎、地龙、蜈蚣、僵蚕、乌梢蛇等搜风剔络,缓解症状,但不可过量久服,以免破气耗血伤阴。

　　综上所述,类风湿性关节炎分期与分型辨治可小结为表 9-1。

表 9-1　类风湿性关节炎分期与分型辨治小结

证型	治则要点	方药
风寒湿痹型	祛风散寒,除湿通络	蠲痹汤化裁
风湿热痹型	清热燥湿,化瘀通络	白虎桂枝汤或四妙散加减
寒湿瘀热错杂型	寒热并用,清热除湿,温经通络	桂枝芍药知母汤加味
肝肾气血亏虚型	滋养肝肾、调补气血、活血通络	独活寄生汤加减

第十章　干燥综合征

　　干燥综合征是一种侵犯外分泌腺,尤其是唾液腺和泪腺为主的系统性自身免疫性疾病。临床表现以口干、眼干为主要症状,还可伴有腺体外症状,如关节炎、肌痛、皮疹及内脏损伤症状。其主要发病机制与外分泌腺中大量淋巴细胞浸润和血清中多种自身抗体存在有关,导致多脏器受损。本病有原发性和继发性之分,后者继发于其他免疫性疾病,如类风湿性关节炎、系统性红斑狼疮等。现代医学对于本病的治疗,早期局部受累时,可采用替代疗法,如人工泪液、生理盐水喷鼻等;内脏器官受累时使用糖皮质激素及免疫抑制剂为主。治疗手段有限,长期使用副作用较大。属于中医学"燥痹""燥证"范畴。

【病因病机】

1.古籍溯源

　　◆　《医经统旨》:"燥是阳明之化,虽因于风热所成,然究其源,皆本于血虚津液不足所至者为多。何也?盖阴血虚,则不能荣运乎百体;津液衰,则无以滋养乎三焦……而燥变多端。"

◆《黄帝内经》:"故凡燥证,皆三阳病也。"

◆《素问》:"燥淫所胜,民病善呕,心胁痛不能转侧。""燥湿兼至,最难界限清楚,稍不确当,其败坏不可胜言。经谓粗工治病,湿证未已,燥证复起,盖谓此也。"

◆《类证治裁》:"燥有外因,有内因。因外乎者,天气肃而燥胜,或风热致气分,则津液不腾"。

◆《素问·阴阳应象大论》:"燥胜则干。"

2. 病因病机

干燥综合征发生的主要原因是燥邪损伤气血津液而致阴津损伤,气血亏虚,使肢体筋脉失养,瘀血痹阻,痰凝结聚,脉络不通,导致肢体疼痛,甚则肌肤枯涩,脏器损害。叶天士有"上燥治气,下燥治血,慎勿用苦燥之品,以免劫烁胃津"之说,因此益气养阴是中医治疗本病的基本大法。阴虚贯穿疾病治疗始终。

【临床辨证思路】

1. 阴虚津亏,燥邪犯肺型

主症:口干、眼干、口鼻气热,发热,咳嗽喘憋,痰少色黄而黏,小便黄赤,大便干,舌红,有裂纹,苔黄腻少苔,脉细滑数。

治则:滋阴润燥,宣肺化痰。

方药:桑杏汤加减。常选用桑叶、象贝、香豉、栀皮、梨皮、杏仁、沙参、玄参、麦冬、制半夏、瓜蒌仁、陈皮、石斛、枳实等。

2. 气阴两虚型

主症:口干、眼干,气短、倦怠乏力,懒言,舌淡,少苔而干,脉沉弱无力。

治则:益气养阴生津。

方药:增液汤合生脉散加减。常选用党参、黄芪、生地、玄参、枸杞、炙龟板、炙鳖甲、牡丹皮、知母、当归、麦冬、石斛等。

3. 阴虚热毒型

主症:口燥咽干,眼睛干涩,漱水不欲咽,舌绛起刺,脉细数。

治则:清热凉血解毒,兼以养阴润燥

方药:犀角地黄汤加减。常选用水牛角、北沙参、麦冬、石斛、生地、芍药、当归、天冬、牡丹皮、鸡血藤、白花蛇舌草、紫花地丁、密蒙花、谷精草等。

4. 阴虚血瘀型

主症:口、眼干燥,欲漱水而不欲咽,肌肉关节疼痛,肌肤甲错,皮肤有瘀点、瘀斑,舌质紫黯有裂纹,苔少,脉细涩。

治则:活血化瘀,养阴生津

方药:血府逐瘀汤合增液汤加减。常选用当归、赤芍、桃仁、红花、丹参、麦冬、生地、玄参、黄精、川芎、桔梗、石斛、甘草等。

综上所述,干燥综合征分期与分型辨治可小结为表 10-1。

表 10-1　干燥综合征分期与分型辨治小结

证型	治则要点	方药
阴虚津亏,燥邪犯肺型	滋阴润燥,宣肺化痰	桑杏汤加减
气阴两虚型	益气养阴生津	增液汤合生脉散加减
阴虚热毒型	清热凉血解毒,兼以养阴润燥	犀角地黄汤加减
阴虚血瘀型	活血化瘀,养阴生津	血府逐瘀汤合增液汤加减

第十一章　纤维肌痛综合征

纤维肌痛综合征又称肌纤维组织炎,是一种非关节的风湿病,临床表现为全身弥漫性关节、肌肉、骨骼系统的多处酸痛和僵硬,有多处对称性压痛点,伴有睡眠差、头痛、精神紧张、四肢麻木、慢性疲劳等症状,可继发于外伤,各种风湿病,如骨性关节炎、类风湿关节炎及各种非风湿病(如甲状腺功能低下,恶性肿瘤等)。常规的治疗方法是服用阿米替林等药,因其为抗抑郁药物,故大部分患者因心理排斥而拒绝治疗,患者痛苦不堪。从病机角度看,纤维肌痛综合征可归于中医学"痹症""郁证"范畴。

【病因病机】

1. 古籍溯源

◆　《万病回春》:"郁证者,郁结而不散也。人之气血冲和,百病不生;一有郁结,诸病生焉……六郁者,气、血、痰、湿、热、食结聚而不得发越也。气郁者,腹胁胀满、刺痛不舒、脉沉也。"

◆　《景岳全书》:"经言五郁者,言五行之化也,气运有乖和,则五郁之病生矣。其在于人,则凡气血一有不调而致病者,皆得谓之郁证,亦无非五气之化耳。"

◆《赤水玄珠》:"病之属郁者十常八九,但病有因别脏所乘而为郁者,有不因别脏所乘而本气自郁者。"

2. 病因病机

该病多由情志所伤,肝气郁结,或饮食失节、外感六淫等原因,导致人体脏腑功能失调,使气、血、痰、火、湿、食等病理产物滞塞、郁结,致经络气血不畅。气滞血瘀,不通则痛,故而出现肌肉关节区域的疼痛及全身的疼痛敏感症状。该病多以实证为主,病位在肝、脾,其中气郁、血郁、火郁多责之于肝,痰郁、湿郁、食郁多责之于脾。在治疗时,应把握病机,方能奏效。

【临床辨证思路】

1. 气郁化火

主症:全身骨节疼痛不适,身痛无定处,头痛目眩,胸部满闷,胁肋胀痛,心烦易怒、性情急躁,口干而苦,大便秘结,舌质红、苔黄,脉弦数。

治则:清肝泻火,理气开郁止痛。

方药:丹栀逍遥散加减。常选用制香附、醋柴胡、杭白芍、全当归、延胡索、郁金、炒枳壳、川芎、苍术、栀子、合欢花、夜交藤、炒枣仁、瓜蒌壳。

兼夹证:若兼气机逆乱传导失司引发食积者,加用神曲、鸡内金消食和中;情志表现重者用代代花、玫瑰花协同行气疏肝解郁;火甚伤阴口干者加用生地、麦冬、玄参养阴平肝;大便秘结者,加用大黄泻火通便;周身疼痛明显者加延胡索、乳香、没药。

2. 痰湿致郁

主症:身痛而重,形体肥胖,胸中窒闷,咯吐痰涎,伴有倦怠乏力,舌质淡、舌苔白腻,脉滑。

治则:燥湿豁痰,行气开郁。

方药:导痰汤加减。常选用天南星、半夏、皂角、白芥子、生姜等。

兼夹证:湿痰甚者加用石菖蒲、苍术、白术,协同化湿和胃、豁痰之功;可改半夏为竹沥半夏,兼去皮里膜外及经络之痰;并用薏苡仁健脾渗湿,以消痰源;并加郁金、丹参行气化瘀。气行瘀散则痰消,疲劳较为甚者加北沙参、淫羊藿。

3. 痰热致郁

主症:多有全身疼痛,口苦、呕吐呃逆、惊悸不宁、虚烦不寐,舌苔黄厚腻,脉弦滑等表现。

治则:清热化痰,开郁止痛。

方药:黄连温胆汤加减。对于虚烦不寐重者可加用百合,清心安神,严重者可加龙骨、牡蛎,重镇安神;热重于湿者,加银花藤、黄芩、黄柏;湿重于热者,加薏苡仁、苍术。

综上所述,纤维肌痛综合征辨治可小结为表11-1。

表11-1 纤维肌痛综合征辨治小结

证型	治则要点	方药
气郁化火	清肝泻火,理气开郁止痛	丹栀逍遥散加减
痰湿致郁	燥湿豁痰,行气开郁	导痰汤加减
痰热致郁	清热化痰,开郁止痛	黄连温胆汤加减

第二篇

经典医案

医案一　慢性肾小球肾炎

1.慢性肾小球肾炎——阴虚火旺

何某,女,67岁。

【初诊日期】2012年9月。

【主诉】反复全身浮肿7个月,体检发现蛋白尿2个月。

【现病史】7个月来反复出现双下肢轻度浮肿,下午加重,为凹陷性水肿,伴间歇性头晕、胸闷、乏力感,易疲劳,胃纳一般,尿常规:红细胞(＋)/HP,尿蛋白(＋)。未予重视,未诊治,无高血压、糖尿病、肝炎等相关病史。2个月前曾至医院就诊,医师建议行肾活检穿刺术,患者拒绝,诊断为慢性肾小球肾炎,使用 ACEI/ARB 类降血压药物 2 个月,出现血压偏低、头晕、腰酸等不适症状,自行停服所有西药后,至浙江省立同德医院肾病科门诊。诊查:患者全身浮肿,面色萎黄,喜饮,小便黄,可见泡沫。

【查体】舌红,苔薄白,脉细。血压(BP):130/70mmHg。

【实验室检查】尿常规:尿蛋白(＋),红细胞(＋)/HP,24 小时尿蛋白总量 1373mg,血肌酐 112μmmol/L。内生肌酐清除率(CCr):50mL/min。

【诊断】中医:虚劳;西医:慢性肾小球肾炎。

【辨证】气阴两虚,虚火内扰。

【治则】益气养阴。

【方药】当务之急以滋阴降火为宜,竹叶石膏汤加味。选用:石膏 30g,淡竹叶 15g,太子参 15g,干芦根 15g,麦冬 12g,川石斛 12g,忍冬藤 15g,黄芩 12g,小青草 15g,鹿衔草 15g,六月雪 15g,荷包草 15g,车前草 15g,六一散 15g。共 7 剂。服后患者双下肢浮肿较前缓解,乏力、头晕消失,故原方再服 7 剂,后复查尿常规:尿蛋白(±),红细胞 1～3 个/HP,24 小时尿蛋白总量 437.5mg,血肌酐 98μmmol/L。

二诊:去石膏、淡竹叶,加用黄芪 20g。患者病情稳定,此后长期服用此方,间歇服用知柏地黄丸。至今血肌酐、尿蛋白相对稳定,未见明显升高。

【按语】本案初时阴虚火旺较为突出,故急以滋阴降火,降火不伤阴。用竹叶石膏汤加味,服药 14 剂后口干、浮肿诸恙递减,但小便仍不利,浮肿未消,尿蛋白仍阳性,此乃真阴虽未充,壮火已得制。但脾运未复,故水湿停滞之标象较为突出,转方以决水汤健脾利水,水决而土不崩,便以知柏地黄丸养阴清火,如此汤剂、丸剂并进,水肿渐消,临床表现及实验室检查指标均有改善,说明真阴渐充。继以门诊观察,常服六味地黄丸以补肾,参苓白术散加黄芪、芡实以补脾,坚持脾肾双补以治本,终得痊愈。

2. 慢性肾小球肾炎——肝肾阴虚

高某,男,80 岁。

【初诊日期】2012 年 10 月。

【主诉】反复双下肢浮肿 7 年,体检发现蛋白尿 3 年。

【现病史】7 年来反复出现双下肢轻度浮肿,下午加重,呈凹陷性,伴间歇性头晕、胸闷、乏力感,易疲劳,胃纳一般。高血压病史 20 余年,长期服用降压药物,血压控制尚稳定,为 130/80mmHg。3 年前,体检时发现蛋白尿,24 小时尿蛋白总量在 1000mg 左右。

经服用各种西药,以及中成药金水宝/百令胶囊、肾炎康复片,疗效一般,予加用中医中药治疗。诊查:患者双下肢轻度浮肿,小便不利,可见泡沫。有慢性支气管炎、高血压病史。

【查体】舌红,光剥苔,脉细。BP:130/70mmHg。

【实验室检查】尿常规:尿蛋白(＋＋),24 小时尿蛋白总量 1045mg,血肌酐 82μmmol/L。

【诊断】中医:虚劳;西医:慢性肾小球肾炎。

【辨证】肝肾阴虚,虚火内扰。

【治则】补益肝肾,滋阴降火。

【方药】患者夜间口干、舌质红、苔光剥、脉细,当务之急以滋阴降火为主,佐以补肾益精,二至丸合五子衍宗丸加减。常选用:女贞子 15g,墨旱莲 15g,桑白皮 15g,黄芪 20g,生地黄 15g,淮山药 15g,麦冬 15g,干芦根 15g,覆盆子 15g,五味子 15g,枸杞 15g。共 7 剂,服后患者舌红,苔光剥略有改善,故原方再服 4 剂,后复查尿常规:尿蛋白(＋),24 小时尿蛋白总量 858mg。

二诊:去墨旱莲、桑白皮,加牡丹皮、石斛,患者病情稳定,24 小时尿蛋白总量稳定在 600mg 左右。至今血肌酐相对稳定。但舌质反复变红,两张方子根据舌苔调整。

【按语】本案初时肝肾阴虚,导致虚火旺较为突出,眩晕耳鸣,咽干,腰膝酸痛,血压升高,故急以补益肝肾,滋阴降火,降火不伤阴。用二至丸汤加味,同时,患者尿蛋白升高明显,予五子衍宗丸加减,降蛋白尿。服药 7 剂后眩晕耳鸣,咽干,腰膝酸痛诸恙递减,尿蛋白略有减少,患者舌红苔光剥改善,其根本为真阴虽未充,壮火已得制。故在原方基础上加用牡丹皮继续降火,石斛滋阴。临床表现及实验室检查均有改善,说明真阴渐充。健脾行气,共奏益气健脾,利水消肿之功。

3.慢性肾小球肾炎——气阴两虚夹湿热之邪

胡某,男,32 岁。

【初诊日期】2013 年 1 月。

【主诉】发现尿检异常 3 年。

【现病史】3 年前体检时发现尿检异常,红细胞(+)/HP,尿蛋白(++)。24 小时尿蛋白总量为 700～1200mg,曾住院治疗,诊断为慢性肾小球肾炎,住院期间尿蛋白曾转阴,但出院后反复出现蛋白尿,24 小时尿蛋白总量 800mg,拒绝行肾活检穿刺术,至浙江省立同德医院肾病科门诊,要求单纯中医治疗。诊查:患者面色萎黄,腰酸,小便中可见泡沫。

【查体】舌淡偏红,苔黄腻,脉滑。BP:110/60mmHg。

【实验室检查】尿常规：尿蛋白(＋)，红细胞(＋)/HP,24 小时尿蛋白总量 813mg,血肌酐 74μmmol/L。

【诊断】中医：虚劳；西医：慢性肾小球肾炎。

【辨证】气阴两虚,夹有湿热。

【治则】益气养阴,清热祛湿。

【方药】气虚无力推动津液运行,无力化湿导致湿邪内停,表现为舌苔黄腻,当务之急以清热化湿为宜,二陈汤加味。常选用：半夏 15g,陈皮 15g,茯苓 15g,苍术 15g,杏仁 15g,薏苡仁 15g,豆豆蔻 9g,淡竹叶 15g,太子参 15g,干芦根 15g,麦冬 12g,川石斛 12g,忍冬藤 15g,黄芩 12g,六月雪 15g,荷包草 15g,车前草 15g,六一散 15g。共 7 剂,服后患者舌苔黄腻改善不明显,仍觉口中有气味,乏力,口干不欲饮水。复查尿常规：尿蛋白(＋)。考虑湿邪难祛,宜徐徐图之,故原方基础上继续服用 14 剂,但患者诸症以及舌苔脉相改善不明显,化验尿蛋白转阴。

二诊：在原方基础上加用山楂 9g,鸡内金 6g,服用 7 剂后患者舌苔黄腻较前明显改善,继续服用 14 剂。

三诊：患者舌苔黄腻明显改善,尿蛋白稳定,故在原方基础上,去杏仁、豆豆蔻,加用黄芪 20g 补气化湿。

【按语】本案湿热之邪贯穿始终,初期使用二陈汤清热化湿，服用后尿蛋白明显缓解，但湿热内盛，临床症状未见改善，仍然存在口气重、乏力等。考虑湿邪未除，湿邪来源无非外界环境、饮食、生活习惯、冒雨涉水等，可能与患者气虚无力推动湿邪运行有关。追问患者病史，知其嗜肉食，每餐进食大量荤菜。患者气虚，无力消化运化，停滞体内转化为湿邪，导致湿邪难除，且使用普通化湿、祛湿之剂疗效差，故在原方基础上加用山楂、鸡内金消肉食，助运化，患者湿热之证口气重、舌苔等明显改善。说明湿邪还与食积有关，待祛湿后再从根本上补气，加强运化，避免湿邪再次形成，从根本上解决问题。

医案二 肾病综合征

张某,女,19岁。

【初诊日期】2013年3月。

【主诉】反复全身浮肿5月。

【现病史】5月来患者不明原因出现全身浮肿,曾在门诊口服泼尼松龙,病情时轻时重,近1月来患者出现感冒,尿蛋白反复,24小时尿蛋白总量在1000mg左右,浮肿不明显,导致激素减量出现困难,故至门诊,要求中药治疗。否认高血压、糖尿病、结核病史,有乙肝小三阳病史,病毒未复制。目前服用醋酸泼尼松20mg/d。诊查:患者面色萎黄,乏力,口干,手足心发热,下肢水肿,小便中可见泡沫。

【查体】舌红,苔黄,脉数。BP:110/60mmHg。

【实验室检查】尿常规:尿蛋白(＋＋),红细胞(＋)/HP,24小时尿蛋白总量1120mg,血肌酐60μmmol/L。

【诊断】中医:水肿;西医:肾病综合征。

【辨证】气阴两虚。

【治则】益气滋阴,补肾化瘀。

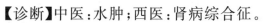

【方药】当务之急以滋阴降火为宜,参芪地黄汤加味。常选用:黄芪 30g,生地 15g,牡丹皮 15g,地骨皮 15g,枸杞 15g,山茱萸 15g,覆盆子 30g,陈皮 10g,丹参 20g。共 7 剂,服后患者双下肢浮肿较前缓解,食欲好转,夜尿 2～3 次,大便每日一行。尿蛋白(＋)。

二诊:加益智仁 30g,雷公藤总苷片口服。患者病情稳定,此后间歇服用知柏地黄丸。至今血肌酐、尿蛋白相对稳定,未见明显升高。

【按语】肾病综合征西医首选激素治疗,对激素敏感者,症状消失,尿检正常,但激素容易产生依赖性,在撤停过程中出现"反跳",同时激素可使患者抵抗力下降,容易出现感染,导致病情反复,而又得重新从大剂量开始或者长期服用小剂量维持。此外,激素为阳刚之品,服用剂量大,时间长,会导致阳亢耗阴,患者常出现气阴两虚证。而在激素减量过程中患者由于抵抗力下降又容易出现感冒导致病情反复,本案治疗以益气滋阴、补肾化瘀为主,这样可巩固疗效,不易出现"反跳",同时配合服用雷公藤总苷片,协同增效,使邪去正安。

医案三　IgA 肾病

1. IgA 肾病——脾肾两虚

姚某,男,35 岁。

【初诊日期】2013 年 5 月。

【主诉】体检发现尿检异常 1 月。

【现病史】患者 1 月前体检时发现尿检异常,表现为红细胞(＋)/HP,尿蛋白(＋),当时自我感觉尚可,休息 1 周后至当地医院复查尿常规提示红细胞(＋＋＋)/HP,尿蛋白(＋＋)。此后多次复查尿常规均为红细胞(＋＋＋)/HP,尿蛋白(＋＋)。故至医院住院治疗,行肾活检穿刺,提示为 IgA 肾病,予来氟米特片口服治疗。无高血压、糖尿病、肝炎等相关病史。平素易反复出现咽部不适,双侧扁桃体Ⅱ度增大,曾至耳鼻喉科门诊考虑为慢性咽炎。易感冒,平时反复出现发热、流涕、咳嗽,来氟米特治疗后,尿蛋白及红细胞缓解不明显,要求中药治疗。诊查:患者面色萎黄,咽部充血,喜饮,乏力腰酸,小便黄,可见泡沫。

【查体】舌质红,苔薄,脉细。BP:130/70mmHg。

【实验室检查】尿常规:红细胞(＋＋＋)/HP,尿

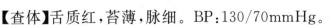

蛋白（＋＋），24 小时尿蛋白总量 1150mg，血肌酐 75μmmol/L。

【诊断】中医：虚劳；西医：IgA 肾病。

【辨证】脾肾两虚，夹有外邪。

【治则】补脾益肾，疏风宣肺。

【方药】患者反复外感风热，首先疏风宣肺，活血化瘀。常选用：连翘 15g，防风 10g，白芷 10g，金银花 30g，桔梗 10g，丹参 30g，赤芍 15g，益母草 20g，白茅根 30g，款冬花 15g，白花蛇舌草 30g。共 7 剂，服后患者发热、流涕、咳嗽痊愈，尿泡沫减少，腰酸，尿色仍黄，尿常规检查蛋白（＋），红细胞（＋＋）/HP。

第二阶段：上方去桔梗、款冬花，加枸杞 15g，墨旱莲 30g，继续口服。患者舌质红改善，仍有腰酸。

第三阶段：考虑为脾肾两虚，拟补脾益肾。参芪地黄汤加减。至今血肌酐、尿蛋白相对稳定，未见明显升高。

【按语】本案其根本为脾肾两虚，且频发感冒使病情复杂缠绵，秉着"急则治其标"的原则，先予疏风宣肺，活血化瘀，肺气得宣，肾水得运。由于患者免疫调节功能障碍，因此在治疗过程中，可长期服用玉屏风散，同时外邪除后及时加用补脾益肾之品，改善免疫力，增强抵抗力，避免反复感染，病情反复。在治疗过程中兼顾活血祛瘀,取得了较好的效果。

2. IgA 肾病——气阴两虚

李某,男,37 岁。

【初诊日期】2012 年 10 月 7 日。

【主诉】发现血尿 10 余年。

【现病史】患者 2002 年无明显诱因下首次出现肉眼血尿,伴咽痛,无发热畏寒,到当地医院就诊,经治疗后好转(具体不详)。此后虽未再次出现肉眼血尿,查尿常规:红细胞波动在"(+)/HP"至"(+++)/HP"。2003 年经肾穿刺明确诊断为 IgA 肾病。曾服用多种中西药物,效微,故转而求诊。来时查尿常规示红细胞(++)/HP,肾功能正常。症见面色稍暗,腰酸乏力,腰部时有刺痛,下肢偶感麻木,足跟隐痛,口干不欲饮,纳寐尚可,无浮肿,排尿略有余沥不尽,大便偏干。

【查体】舌暗有瘀斑,苔薄白,脉细涩。

【诊断】中医:慢肾风;西医:IgA 肾病。

【辨证】气阴两虚,肾络瘀阻。

【治则】益气养阴,活血止血。

【方药】参芪地黄汤加减。常选用:太子参 15g,丹参 15g,黄芪 30g,生地黄 15g,山药 15g,山茱萸 10g,白芍 10g,桃仁 10g,茜草 9g,当归 12g,炒蒲黄(包)

15g,六一散 15g。共 7 剂。

二诊:患者自觉腰部刺痛及下肢麻木感减轻,但仍腰酸、口干。前方加女贞子 15g、旱莲草 30g,共14 剂。

三诊:腰酸、口干减,余症进一步好转。尿常规显示红细胞(＋)/HP。前方减蒲黄,加小青草 15g、益母草 15g、荷包草 15g。

【按语】患者气阴不足,故面色少华,腰酸乏力,故遇劳则甚。肾气阴不足,气化失司,升清降浊功能障碍,致三焦气化失司,湿浊停聚,蓄而成毒,血行不畅,瘀血入于肾络,肾中络脉瘀阻。故见腰部时有刺痛,下肢偶感麻木,足跟隐痛,口干不欲饮;舌暗有瘀斑、苔薄白,脉细涩亦为夹瘀之象。予太子参、黄芪益气,生地、白芍养阴,丹参、桃仁、当归活血通络,茜草、蒲黄止血。后患者瘀血之象较前好转,以气阴两虚为主,故加用女贞子、旱莲草滋阴。三诊患者瘀血有消散迹象,以虚为主,故减蒲黄,加小青草、益母草、荷包草益阴清热。

医案四 糖尿病肾病

张某,女性,43 岁。

【初诊日期】2013 年 7 月 8 日。

【主诉】确诊糖尿病 8 年,眼睑、双下肢浮肿 16 个月。

【现病史】8 年前体检发现空腹血糖 13.0mmol/L,餐后血糖 21.1mmol/L,血压 140/85mmHg。选用磺脲类和双胍类口服降糖药治疗(具体不详),血糖控制不理想。去年 3 月出现头昏、双下肢浮肿,在当地医院检查,空腹血糖 11.2mmol/L,餐后血糖 18.3mmol/L,血压 160/85mmHg,血尿素氮 13.7mmol/L,血肌酐 243mmol/L,换用胰岛素治疗,予利尿消肿等处理后水肿较前减轻,但仍有反复。今求诊于徐教授,目前患者眼睑、双下肢水肿,头昏、视物不清,咽干口燥,纳差,便干,尿浊,腰膝酸软,四肢末端麻木。

【查体】神清,体胖,贫血貌,血压 140/85mmHg,心率 80 次/min,律齐,各瓣膜区未闻及病理性杂音,肝肾区无叩击痛,眼睑、双下肢凹陷性水肿。舌质红,苔薄白,舌体适中,舌底脉络色青,寸口脉细弦、沉取无力。

【实验室检查】尿液流式分析:pH6.0,尿蛋白(＋＋),葡萄糖(＋＋),尿菌培养(－),24h尿蛋白总量2896mg。血常规:红细胞 $2.62×10^{12}$/L,血红蛋白76g/L。生化:总蛋白 45.49/L,白蛋白 26.99/L,球蛋白 18.59/L,空腹血糖 6.0mmol/L,餐后血糖7.3mol/L,糖化血红蛋白6.15％,肌酐254.7mol/L,尿素氮12.7mmol,甘油三酯2.51mmol/L。眼底镜检查:视神经乳头水肿,眼底血管迂曲,有火焰状出血灶。X线片:肺、心、隔未见异常。心电图:未见明显异常。B超:左肾 10.6cm×5.4cm,右肾 10.0cm×7.0cm,肾实质回声均匀。

【诊断】中医:水肿;西医:糖尿病肾病

【辨证】气阴两虚夹瘀。

【治法】益气养阴,活血化瘀。

【方药】天花粉15g,黄芪30g,生地12g,丹参18g,怀山药12g,泽泻12g,车前草15g,茯苓皮30g,牡丹皮12g,红花12g,六月雪15g,川芎12g,益母草15g,北沙参15g。共14剂。嘱其继续胰岛素控制血糖。

二诊:患者双下肢浮肿明显减轻,疲劳、头晕、视物模糊已好转,原方去茯苓皮、车前草,加太子参30g。共14剂。

三诊：复查尿常规：尿蛋白（＋），葡萄糖（－）。血肌酐 206mmol/L，空腹及餐后血糖均正常。守方治疗 2 个月余，复查尿蛋白（＋），24 小时尿蛋白总量 1349mg，血肌酐 189mmol/L。跟踪治疗至今，病情平稳。

【按语】糖尿病肾病在中医学中既属消渴病，又属水肿，我们称之为"消渴病水肿"。本病是在消渴病气阴两虚基础上发展而来，气阴虚损贯穿本病始终。消渴日久，伤阴耗气，"五脏之伤，穷及肾"，肾气虚衰，不能蒸化水液，水液潴留，故演变水肿。但古人也有认为该病病机为"饮水过度，内溃脾土，土不制水"，以及"高消中消，制之太急，速过病所，久而成中满之"等。然久病必瘀，糖尿病肾病患者血液常处于高凝、高黏状态，因此现代有人认为气阴两虚夹瘀是糖尿病肾病的一个特点。

故针对本患者气阴两虚夹瘀之证，予益气养阴，活血化瘀。药用黄芪、山药益气健脾，生地滋补肾阴，北沙参益气养阴，牡丹皮、红花、丹参活血化瘀，泽泻、车前草、茯苓皮、六月雪利水化湿，益母草活血利水。成功之经验在于守方。

医案五　移植肾肾炎

沈某,男,43 岁。

【初诊日期】2013 年 1 月 19 日。

【主诉】肾移植术后 1 年,发现蛋白尿。

【现病史】患者 1 年前曾在上海行肾移植术,术后口服环孢素 A、骁悉、泼尼松三联抗排斥治疗。今门诊常规化验时发现尿中蛋白(＋＋),24 小时尿蛋白总量 1.9g,肝肾功能正常,血环孢素 A 谷浓度 220ng/mL。就诊时诉口干口苦,脘腹胀满,呕恶,大便秘结。

【查体】舌质红,边有瘀点,苔黄腻,脉弦滑。

【诊断】中医:慢肾风;西医:移植肾肾炎;

【辨证】湿热内蕴。

【治则】清热化湿。

【方药】黄芩滑石汤加减。常选用:黄芩 15g,丹参 30g,滑石 15g,茯苓 12g,猪苓 12g,大腹皮 12g,川芎 12g,豆蔻 3g,金钱草 30g,茵陈 30g,制大黄 6g。

服药 14 剂后,尿常规定性检查蛋白(＋),24 小时尿蛋白总量 0.6g。原方减大黄,再进 14 剂,尿常规定性检查蛋白阴性。

　　【按语】肾移植患者在手术前,一般处于尿毒症状态,大多病久体虚,虚实夹杂,正虚邪实,表现为脾肾两虚,湿浊内蕴,气滞血瘀。肾移植术后,随着移植肾作用的发挥,各种毒性代谢产物迅速排泄,水、电解质、酸碱平衡重新建立,机体内环境得以稳定,各种尿毒症所致的症状明显缓解并消失,邪去正复。但是为了防止移植肾排斥反应,患者须长期服用环孢素 A、硫唑嘌呤、骁悉、泼尼松等多种免疫抑制剂,药毒内侵,脾胃功能受损,运化失职,湿浊内生;同时肾移植患者常常担心巨额的医疗费用以及随时可能发生的排斥反应,致使肝气郁结,气郁化火,与湿相结,成湿热之证。湿热或湿浊之邪伤及移植肾脏,肾失其固摄之职,致精微下泄,大量蛋白随尿排出。而肾移植患者为了防止排斥反应,又不能停用免疫抑制剂,使湿浊产生的元凶不能祛除,湿浊之证长期存在。《素问·至真要大论》指出:"水液浑浊,皆属于热。"唐代王冰在注释《黄帝内经》时则进一步说明:"溲变者,水火相交,火淫于下也,而水脏水腑皆为病也。"所以,根据证候特点,选用黄芩滑石汤加减治疗此病,疗效满意。该方原为《温病条辨》清热利湿之剂,主治湿温邪在中焦。方中黄芩、滑石清热利湿、泻火解毒,猪苓、茯苓利水渗湿,大腹皮利水消肿,豆蔻化湿行气,诸药合用,共奏清热、化湿、行气之功效,对于肾移植术后湿热所致的蛋白尿,甚为合拍。西医治疗蛋白尿,无外乎使用免疫抑制剂,而该类药物本身即为抗排异药,若再加大剂量,势必加重毒副反应,而疗效亦未能确定。中医中药治疗蛋白尿,不但疗效肯定,而且无副作用,值得临床进一步研究。

医案六　肾脏肿瘤

徐某,男,76岁。

【初诊日期】2012年11月5日。

【主诉】左肾切除术后10年,发现左肾肿瘤3个月。

【现病史】10年前患者体检时发现左肾肿瘤,当时在医院行左肾摘除术,术后查血肌酐正常。3个月前患者复查B超时发现右肾亦出现肿瘤,未予重视。今再来医院复查肾功能,血肌酐180mmol/L,遂求诊于徐教授。目前患者乏力气短,脘痞纳呆,口干,睡眠欠佳,小便黄,大便干。

【查体】舌红,苔黄,脉滑。

【辅助检查】肾功能:血肌酐180mmol/L。泌尿系B超:左肾缺如,右肾大小正常,有一约11.0mm×10.0mm大小包块。

【诊断】中医:肾积;西医:右肾肿瘤。

【辨证】气阴两虚兼湿热。

【治则】益气养阴,化湿清热。

【方药】黄芩15g,黄连6g,蒲公英15g,牡丹皮12g,六月雪15g,车前草15g,益母草15g,茯苓15g,

猪苓 15g,淡竹叶 9g,通草 6g,生地黄 3g,太子参 30g,芦根 15g,石斛 12g,陈皮 12g。共 7 剂。

此方为基础,出现脘痞胀满,加用枳壳等,水肿加冬瓜皮,小便频数加白毛藤。2012 年 12 月 10 日复诊,查血肌酐 130mmol/L。

【按语】肾癌多为饮食不节,恣食肥甘,或脾胃素虚,致使脾失健运,水湿不化,酿湿生热,湿热蕴结于肾;或外阴不洁,感受秽浊之气入侵肾脉,酿成湿热;或外受湿热邪毒入里蓄积于肾;素体湿盛,或外感湿邪,郁久化热,湿热之邪蕴结。

肺失通调水道的功能,湿邪内盛,郁久化热,湿热之邪蓄积于肾;情志不遂,肝失疏泄条达,气滞血瘀,毒瘀互结,瘀阻于肾;恣情纵欲,或劳累过度,损伤脾肾,或年老体弱,或久病及肾,而致脾肾气虚,脾虚不运,肾虚气化失司,均可致水湿内停,酿湿生痰,痰湿郁结于肾;素体阴虚,或热病伤阴,或房事不节,或喜食辛辣,嗜烟酒而致热盛阴伤,使肝肾阴液亏虚,虚热内盛,邪毒入侵,毒热互结于肾所致。

该患者为肾脏肿瘤切除术后,患者乏力气短,口干提示气阴不足,湿热中阻,则见脘痞纳呆。舌红,苔黄,脉滑为湿热内蕴之象。故属于本虚标实之气阴两虚兼湿热证。治宜益气养阴,化湿清热。方中黄芩、黄连清热燥湿,蒲公英、牡丹皮清热,六月雪、益母草活血利水,车前草、茯苓、猪苓淡渗利湿,淡竹叶、芦根益气生津,生地黄、太子参、石斛补益气阴,陈皮理气化湿。

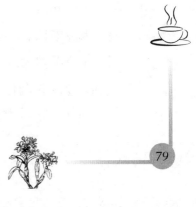

医案七　尿路结石

王某,男,35 岁。

【初诊日期】2012 年 12 月 5 日。

【主诉】腰痛伴尿频尿急 3 天。

【现病史】3 天前患者晨起腰腹绞痛难忍向阴部放射,伴尿频尿急,无尿痛,尿色加深,为浓茶色,偶有尿线中断,无肉眼血尿,无发热畏寒,当时到当地诊所,予输液治疗后,腰痛好转,但仍有尿频尿急,今来医院就诊。B 超提示左肾积水,左输尿管上段结石0.3cm×0.5cm。辨证属湿热蕴结。

【查体】腹软,左下腹压痛,左肾叩击痛阳性,舌质红,苔黄腻,脉弦紧。

【辅助检查】尿常规镜检:红细胞 10～15 个/HP,白细胞 3～5 个/HP。B 超提示左肾积水,左输尿管上段结石 0.3cm×0.5cm。

【诊断】中医:淋证,石淋;西医:左输尿管结石

【辨证】湿热蕴结。

【治则】清热利湿,通淋排石。

【方药】三石一打汤加减。常选用:石韦 30g,石见

穿15g,积雪草15g,车前子(包煎)15g,瞿麦15g,萹蓄15g,鸡内金15g,栀子10g,六一散15g,金钱草60g,海金沙20g,川牛膝20g,小蓟15g,白茅根10g,白芍15g。

连服7剂,疼痛及溺血止。前方去小蓟、白茅根,加木香15g,川楝子15g,服药14剂后临床症状、体征完全消失。B超复查肾无积水,肾及输尿管未见结石声影。尿常规检查:尿蛋白(一),红细胞(一),白细胞(一)。嘱患者多饮水,注意饮食,随访1年未复发。

【按语】中医学认为尿路结石其病因是由于肾虚,湿热蕴结下焦,肾和膀胱气化不利,尿液受其煎熬,日积月累,尿中杂质结为砂石。《诸病源候论·淋病诸候》指出:"诸淋者,由肾虚而膀胱热故也。石淋者,淋而出石也。肾主水,水结则化为石,故肾客砂,肾虚为热所乘,热则成淋。"其有虚实之分,初起或在急性发作阶段属实,以湿热蕴结、气滞不利、瘀血阻滞为主;久病表现为虚实夹杂的病变,其虚责之脾肾,表现为脾虚,肾虚及阴虚。治疗上可采取"实则泻之"原则,分别采用清热利湿、理气行滞、活血化瘀、缓急止痛等法;对于虚实夹杂者,当权衡其轻重缓急,在泻实的同时不忘顾护其虚,分别采用益气、养阴、壮腰健肾、温阳利水等法。清热利湿是治疗尿路结石的基本方法,对于早期较小的、伴有尿路刺激症状的结石疗效较好,对于停留时间较长、体积较大的结石,疗效欠佳。本法具有较强的利尿作用,大量尿液冲刷肾或输尿管,同时还增强输尿管蠕动作用,加速结石下行。活血化瘀法对停留时间较长、体积较大的尿路结石可明显提高排石率,常配合清热利湿法和理气行滞法使用,单独应用疗效欠佳,由于结石对肾盏或输尿管管壁的长期刺激,可引起局部充血、水肿,炎症及黏连等病理变化,该法能改善微循环,降低毛细血管通透性,对各期炎症均有明显抑制作用,从而减轻局部充血、水肿,松解黏连,有利于输尿管的疏通和结石移动。对于一些老年人及体质虚弱的患者则可以运用益气养阴的方法,加速结石的排除。本患者为湿热蕴结,治以清热利湿,通淋排石。方用三石一打汤加减,取得良效。

医案八　系统性红斑狼疮

刘某,女,25 岁。

【初诊日期】2013 年 5 月 30 日。

【主诉】颜面部红斑伴泡沫尿 2 月余。

【现病史】2013 年 2 月患者孕 27 周,出现面部红斑,伴小便泡沫增多,当时无关节痛皮疹,无发热畏寒,无畏光流泪,无口腔溃疡,当地医院确诊其为系统性红斑狼疮(SLE),予以引产,泼尼松 40mg/d 口服至今。2013 年 5 月 30 日到医院首诊,颜面部红疹仍未消退,小便时泡沫增多,自述身热烦渴,小便短赤,时感头晕。

【查体】患者面部红斑隐约可见,双手遇冷发红紫暗,舌红、苔薄黄,脉弦细。血压 170/90mmHg。

【实验室检查】抗核抗体:1∶1000,双链 DNA 抗体阳性,心磷脂抗体阳性。尿常规:尿蛋白(＋),红细胞(＋＋)/HP,白细胞(＋)/HP。

【诊断】中医:红蝴蝶疮;西医:系统性红斑狼疮

【辨证】热毒炽盛。

【治则】清热解毒,活血化瘀。

【方药】当务之急以清热解毒为宜,犀角地黄汤加减。常选用:水牛角 30g,生石膏 30g,大青叶 15g,黄芩 15g,银花 9g,焦山栀 12g,白毛藤 15g,半枝莲 12g,干蟾皮 12g,通草 9g,红花 12g,牡丹皮 12g,赤芍 12g,六一散 15g。共 7 剂。嘱其改泼尼松为 35mg/d 口服,加用缬沙坦 80mg/d 口服。

2013 年 6 月 19 日再诊:小便短赤明显好转。治疗大法不变,以上方为基础方去通草,加芦根 15g,石斛 12g,麦冬 15g。共 14 剂。

2013 年 8 月 6 日三诊:身热烦渴症状明显好转,小便短赤消失,无头晕,面部红斑基本消失,舌红苔薄,脉弦。续前法,加陈皮 6g,川朴 12g,改泼尼松为 30mg/d 口服。前方随症加减,治疗 2 个月。目前患者颜面部无红斑,小便泡沫尿减少,复查血压 140/85mmHg,尿常规:蛋白(＋－),红细胞(0～1)个/HP,白细胞(0～2)个/HP。

【按语】系统性红斑狼疮(SLE)是一种涉及许多系统和脏器的自身免疫性疾病。可累及皮肤、浆膜、关节、肾及中枢神经系统等,并以自身免疫为特征,患者体内存在多种自身抗体,不仅影响体液免疫,亦影响细胞免疫,补体系统亦有变化。目前对于系统性红斑狼疮(SLE)的治疗没有固定模式,应该根据患者的具体情况而定。该患者系统性红斑狼疮(SLE)诊断明确,其损害主要表现在皮肤和肾脏。

(1)辨证论治:患者初起身热烦渴,小便短赤,时感头晕,面部红斑隐约可见,双手遇冷发红紫暗,舌红苔薄黄,脉弦细,系热毒内盛之症,治拟清热解毒、活血化瘀,以犀角地黄汤加减。目的在于控制病情。

(2)辨病论治:系统性红斑狼疮(SLE)是一种涉及多系统和脏器的自身免疫性疾病,故用半枝莲、干蟾皮等现代实验研究证明对人体免疫系统有调节作用的中药。

(3)中西医结合:运用中药缓解激素副作用,糖皮质激素是目前控制系统性红斑狼疮(SLE)活动的有效药物,但也伴较多的副作用。该患者初期身热烦渴,小便短赤,时感头晕,除与疾病本身之外,应考虑激素的副作用致使患者阴虚火旺,故加芦根、石斛、麦冬养阴清热。

医案九　亚急性甲状腺炎

龚某,女,37岁。

【初诊日期】2012年9月3日。

【主诉】颈部疼痛1月余伴发热1周。

【现病史】1个月前患者无明显诱因下出现颈部疼痛,痛剧难忍,到医院就诊,查血沉升高(100mm/h),甲状腺功能提示亚急性甲状腺炎,予赛治10mg,每日2次,口服。后症状缓解不明显,1周前患者出现发热,体温最高38.9℃,伴畏寒,无寒战,无咳嗽咳痰,无腹痛腹泻,无关节痛皮疹,无尿频尿急尿痛,今再次到医院内分泌科就诊,医生建议其应用糖皮质激素缓解症状,患者对应用激素顾虑较大,求诊于徐教授。目前患者仍有发热,体温37.8℃,伴颈部疼痛、头痛,无恶寒寒战,容易汗出,面部烘热,五心烦热,纳差,口苦,二便无殊。

【查体】颈部喉结旁可及轻度肿大,舌红,苔黄腻,脉弦数。

【实验室检查】血沉:97mm/h。甲状腺功能:TT_3 315.2nmol/L,FT_3 32.27pmol/L,TSH 0.02mU/L;甲

状腺 B 超未见明显异常。

【诊断】中医：瘿痈；西医：亚急性甲状腺炎

【辨证】肝经郁热，夹瘀。

【治则】疏肝清热，活血化瘀散结。

【方药】当务之急以清肝泻火，理气止痛为宜，丹栀逍遥散加减。继续口服赛治 10mg，每日 2 次。常选用：牡丹皮 12g，焦山栀 12g，黄芩 15g，黄连 6g，全蝎 6g，川芎 12g，蔓荆子 12g，炒白芍 15g，延胡索 24g，陈皮 6g，川楝子 12g，蜈蚣 2 条，蒲公英 30g，知母 12g，麦冬 9g，白芷 9g。

以此方为基础，随症加味，如肝胃不和加神曲、山楂，胃热内盛而见多饥易食，加生石膏，口苦脘闷加竹沥半夏、厚朴等。此方随症加减 1 个月，患者颈前疼痛消失，无发热畏寒，无头痛咽痛，复查血沉 22mm/h，甲状腺功能正常。

【按语】中医学关于类似亚急性甲状腺炎的论述多归属于瘿痈、瘿瘤范畴。徐教授认为初期患者因情志久郁不舒，气机郁遏，郁而化火，血行不畅，以致气结毒聚而成。

忿郁恼怒日久，肝失条达，气机郁滞，则津液不输，进而凝聚成痰，气滞痰凝，壅结颈前，而成瘿。外感火热之邪，正邪交争，故见发热。肝气不舒，日久化热,故见面部烘热,五心烦热。气滞郁结日久,深入血分,血行运行不畅,则形成血瘀之候,可及颈前肿块。舌红,苔黄腻,脉弦数均为肝经郁热之象。

患者病史已有 1 个月,故在辨证求因、审因论治的基础上确定了疏肝清热、活血散结的治疗法。方中栀子、白芍、知母疏肝行气、解郁除烦;延胡索、川楝子理气止痛;黄芩、黄连清热燥湿、泻火解毒;蒲公英、蔓荆子、白芷散邪止痛;川芎、蜈蚣、全蝎活血散瘀。诸药合用,共奏疏肝清热、活血化瘀之功。

医案十　失　眠

苏某,女,43 岁。

【初诊日期】2012 年 11 月 5 日。

【主诉】失眠 4 月余。

【现病史】患者 4 个月前出差回来后,夜间入睡困难,需服用安眠药入睡,每日平均睡 3～4h,易惊醒。曾先后到多家医院就诊,效果均不明显。今求诊于此。目前患者仍有失眠,夜间辗转难眠,偶有心悸,心烦,反酸嗳气,胸闷脘痞。

【查体】舌红,苔黄腻,脉滑数。

【诊断】中医:不寐;西医:睡眠障碍

【辨证】痰热扰心。

【治则】清热化痰,和中安神。

【方药】菖蒲郁金汤加减。常选用:太子参 12g,麦冬 12g,石菖蒲 12g,竹沥半夏 6g,桔梗 12g,酸枣仁 12g,陈皮 6g,北沙参 15g,龙齿 15g(先煎),珍珠母 30g(先煎),远志 4.5g,合欢皮 12g,郁金 12g,茯神 12g,胆南星 9g,大枣 6g,甘草 6g。共 7 剂。

11 月 12 日,患者复诊,述睡眠较前明显好转,每日睡 5～6h，但仍有心烦，予原方加用牡丹皮 12g，焦山栀 12g，淡豆豉 12g。11 月 19 日患者复诊，症状已全部消失，每日睡眠 8 小时左右，未有夜间惊醒情况。

【按语】菖蒲郁金汤出自《温病全书》，由石菖蒲、郁金、炒栀子、鲜竹叶、牡丹皮、连翘、灯芯草、木通、竹沥、玉枢丹（冲）（一方无木通、灯芯草，有菊花、牛蒡子、滑石、生姜汁）组成，具有清热利湿、化痰开窍之功。主治伏邪风温，辛凉发汗后，表邪虽解，暂时热退身凉，而胸腹之热不除，继则灼热自汗，烦躁不寐，神志时昏时清，夜多谵语，脉数舌绛，四肢厥而脉陷。

徐教授以菖蒲郁金汤治疗痰热内扰型失眠，多收良效，此为其中一例。方中石菖蒲开通心窍，宣气除痰以醒脑清神，郁金辛散苦降，行气解郁，配合欢皮解郁安神益智；竹沥半夏、胆南星、桔梗清热化痰，陈皮、大枣、甘草健脾以掘生痰之源；酸枣仁、茯神、远志养心安神，珍珠母、龙齿重镇安神。诸药合用共奏清热化痰、和中安神之功。

另徐教授常言失眠的心理因素在发病中占有很重要的地位，心理调节是失眠证治疗的重要一环，临床失眠症的原因多种多样，同一患者可能有多种原因。因此针对患者的具体情况，药物配合心理疏导，往往能取得较好效果。

医案十一 湿 疹

袁某,女,42岁。

【初诊日期】2013年5月23日。

【主诉】全身反复皮疹40余年,伴四肢浮肿1周。

【现病史】患者幼儿时期曾出现全身丘疱疹,灼热瘙痒难耐。曾到当地医院就诊,诊断为湿疹,治疗后好转。之后患者反复出现上述症状,曾先后到杭州多家医院就诊,曾口服扑尔敏、酮替芬、氯雷他定,及外涂糖皮质激素软膏(具体治疗不详),效果均不明显。1周前患者出现四肢肿胀,以上肢明显,无发热畏寒,无胸闷心悸,无尿量减少,今来医院就诊,目前患者全身仍有丘疹,瘙痒难耐,抓破后糜烂,部分皮损可见鳞屑,以四肢伸侧明显,伴心烦,口干口苦,不思饮食,大便干结,小便色黄。平素性情急躁。

【查体】全身可见红色丘疹,颜色暗红色,可见抓痕及色素沉着,表面粗糙,部分覆以少许鳞屑,少数创面可见结痂,亦可见渗液,四肢可见肿胀,皮肤张力增加,双上肢明显。舌红,苔黄腻,脉弦滑。

【诊断】中医:湿疮;西医:湿疹

【辨证】肝郁夹湿热。

【治则】清热疏肝,利湿止痒。

【方药】患者肝经郁热,兼有水湿内停,当务之急以清热利湿止痒为宜,萆薢渗湿汤加减。停用其他西药与外涂用药。常选用:黄芩 15g,牡丹皮 12g,焦山栀 12g,萆薢 15g,白鲜皮 12g,地肤子 12g,僵蚕 12g,茯苓皮 30g,猪苓 12g,泽泻 12g,车前子 30g(包煎),陈皮 6g,全蝎 6g,苍术 6g,野菊花 12g,甘草 6g。

以此方为基础,随症加味,服至 20 余剂后,四肢浮肿消退,未见明显新发皮疹。唯皮疹仍未消退,仍有口干口苦,舌红,苔薄黄,脉弦滑。考虑此时湿热虽消,但患者久病,肝阴不足,郁而化火,目前肝经郁热之矛盾比较突出,转方以清肝泻火,化瘀止痒为宜。

二诊:黄芩 15g,牡丹皮 12g,焦山栀 12g,萆薢 15g,白鲜皮 12g,地肤子 12g,僵蚕 12g,当归 12g,石膏 30g,陈皮 6g,全蝎 6g,苍术 6g,野菊花 12g,龙胆草 9g,白花蛇舌草 15g,太子参 18g,知母 12g,甘草 6g。

每日坚持汤剂,此法一直维持到 7 月下旬,患者一直未见新发皮疹,皮疹基本消退,可见原皮疹处色素沉着,颜色较前明显变淡。

【按语】慢性湿疹是一种常见的过敏性炎症性皮肤病。徐教授认为,湿疹主要与湿热内生有关,又兼感外邪,内外搏结,蕴滞肌肤而发生,如治疗不当或治疗不及时,湿热久恋,耗伤阴血,损伤脾胃及肝肾而导致正气亏损,使病情转化为慢性而迁延不愈,反复发作。所以慢性湿疹总属本虚标实,虚实夹杂之证。

　　患者首诊时,湿热较重,故给予清热化湿止痒。用萆薢渗湿汤加减。黄芩、苍术清热利湿;茯苓皮、猪苓、泽泻、车前子淡渗利湿;牡丹皮、焦山栀疏肝清热;萆薢、白鲜皮、地肤子、僵蚕止痒;全蝎活血化瘀;野菊花疏散风热。复诊时患者水肿已消,肝经郁热明显,治疗以疏肝清热,兼以化瘀止痒。牡丹皮、焦山栀清肝胆火热,萆薢、白鲜皮、地肤子燥湿止痒,僵蚕、当归、全蝎活血化瘀,黄芩、苍术清热燥湿,石膏、野菊花、龙胆草、白花蛇舌草清热解毒。太子参补益脾胃。

医案十二　类风湿关节炎

方某,男,29 岁。

【初诊日期】2013 年 3 月。

【主诉】双手指关节肿痛,五心烦热 2 年。

【现病史】2 年前因发烧,出现关节肿痛,自服索米痛缓解,未引起重视,半年后又因外感风寒,关节肿痛再现,到某省医院就诊,诊断为类风湿性关节炎,给予双氯芬酸等药,有所缓解,因反反复复,现求中医治疗。诊查:双手指关节肿痛,多数指关节已变形,X 射线显示骨破坏,口干咽燥,盗汗,五心烦热,小便赤涩,大便秘结;舌质黯、少苔,脉细数。

【诊断】中医诊断:尪痹;西医诊断:类风湿性关节炎。

【辨证】阴虚内热,夹瘀。

【治则】养阴清热,祛风通络

【方药】熟地黄、北沙参、防风、秦艽、鸡血藤、老鹳草、虎杖、延胡索、络石藤各 12g,山茱萸 15g,墨旱莲、女贞子、土茯苓各 15g,葛根、生龙骨各 30g,炙甘草 6g。水煎服及外洗。

二诊：上方用 14 剂，关节肿痛有所减轻，二便通畅。上方继续口服及外洗。

三诊：上方又服 14 剂，晨僵消失，肿痛明显减轻，手部活动无明显受限，腹胀。上方去熟地黄，加木香 12g，枳壳 12g，继续口服及外洗。

四诊：上方又服 30 剂，阴虚内热诸症消失，类风湿关节炎明显缓解。

【按语】先天不足，肾精亏虚，骨失所养，外邪乘虚而入，水亏于下，火炎于上，真阴耗损，加之痹阻经络、关节，形成阴虚内热型尪痹。治宜滋阴清热，祛风通络。方中熟地黄补血养阴，填精益髓；山茱萸补益肝肾；墨旱莲、女贞子滋补肝肾；北沙参养阴清，益胃生津；葛根解肌退热，止渴生津；防风祛风解表，胜湿止痛；老鹳草祛风湿，通经络，清热毒；虎杖清热利湿，解毒，散瘀止痛；秦艽祛风湿，通络止痛；络石藤祛风通络；鸡血藤行血补血，舒筋活络；延胡索活血行气止痛；生龙骨镇惊安神，平肝潜阳，收敛固涩；土茯苓解毒，除湿，通利关节；甘草解毒和中，调和诸药。此案是类风湿性关节炎较重证型，缓解病情、减轻痛苦是关键。养阴清热，祛风通络虽属标本兼治，但难以使变形关节复原，只是恢复其部分功能。因此，消肿止痛是治疗原则，对症治疗又是必须。

医案十三 胃 痛

章某,男,50 岁。

【初诊日期】2013 年 5 月。

【主诉】反复胃痛 20 余年,加重 1 周

【现病史】患者素体虚弱,反复胃脘疼痛 20 年余,每因过劳或多食而胃痛或症状加重,食后脘胀,神疲肢怠,少气懒言,四肢无力,困倦少食,饮食乏味,不耐劳累,动则气短。

【查体】舌淡红体胖,边有齿印,苔白薄腻,脉细。

【实验室检查】胃镜提示慢性浅表性胃炎,胃肠钡餐提示胃下垂。

【诊断】中医:胃痛;西医:胃下垂,慢性浅表性胃炎

【辨证】中气下陷型。

【治则】补中益气。

【方药】补中益气汤。常选用:黄芪 15g,人参(党参)15g,白术 10g,炙甘草 15g,当归 10g,陈皮 6g,升麻 6g,柴胡 12g,生姜 9g,大枣 30g。

【按语】徐教授分析,患者目前主证:反复胃脘疼

痛20年余,每因过劳或多食而胃痛或症状加重,食后脘胀,神疲肢怠,少气懒言,四肢无力,困倦少食,饮食乏味,不耐劳累,动则气短,舌淡红体胖,边有齿印,苔白薄腻,脉细。

辨证分析:患者脘痛20年,每因过劳或多食而胃痛或症状加重,食后脘胀,久病必虚,脾为后天之本,脾胃虚弱,运化无力而出现神疲肢怠,懒言气虚之症,过劳则耗气,过食则更伤脾胃,久而久之导致了中气下陷,舌淡红体胖,边有齿印,苔白薄腻,脉细均为脾胃虚弱之象。

方药:方中黄芪补中益气、升阳固表为君;人参、白术、甘草甘温益气,补益脾胃为臣;陈皮调理气机,当归补血和营为佐;升麻、柴胡协同人参、黄芪升举清阳为使。综合全方,一则补气健脾,使后天生化有源,脾胃气虚诸证自可痊愈;一则升提中气,恢复中焦升降之功能,使下脱、下垂之证自复其位。

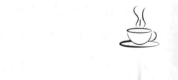

医案十四　痛　风

1. 痛风——湿热内胜

黄某,男,38 岁。

【初诊日期】2013 年 9 月。

【主诉】右第一足趾关节反复肿痛 3 月。

【现病史】患者平素嗜酒,3 月前患者饮酒后,出现症见右侧第一足趾关节肿痛,发热困倦,胸闷腹胀,不欲饮食,咽肿口渴,小溲短赤,便粘而烧,舌淡红、苔黄腻,脉滑数。查血尿酸 $600 \mu mol/L$。

【诊断】中医:痹症;西医:痛风。

【辨证】湿困中焦。

【治则】清热利湿。

【按语】证属湿热羁留,阻遏气机。患者表现虽为关节痛,但中焦湿困明显,故徐教授选以中焦入手。治湿热之方甚多,何方最为切当,斟酌良久,对三仁汤、连朴饮等方逐一排除,因其病重药轻故耳,选甘露消毒丹清化湿热最为合拍。处方如下:白豆蔻(后下)6g,茵陈、连翘各 15g,藿香、石菖蒲、黄芩、薄荷(后下)各 9g,木通 6g,滑石(包)、射干、浙贝母各 12g,薏苡仁

30g。共5剂,每日1剂,早中晚3次分服,药渣煎水泡脚,忌食肥甘厚味,勿饮酒。5剂后复诊,诸症均有减轻,调方如下:藿香、薄荷(后下)、黄芩、菖蒲各9g,白豆蔻(后下)、通草各6g,茵陈、连翘各15g,滑石(包)、萆薢、浙贝母各12g,薏苡仁30g。共5剂,用法如前,如此前后化裁治疗月余,其症悉平。甘露消毒丹见于《温病条辨》《续名医类案》之中,用治湿温时疫、邪在气分之证。该方具有化浊利湿、清热解毒之功,本方"清热于湿中,渗湿于热下,俾湿化热清,气机畅利,则诸症自除"。

2. 痛风——气血瘀滞

殷某某,男,64岁。

【初诊日期】2012年12月。

【主诉】反复下肢关节疼痛半年有余,再发1周。

【现病史】患者双足背与膝关节疼痛半年有余,近日症情加重。踇趾关节红、肿、热、痛,夜间加剧,彻夜不眠,活动受限,卧床休息。经某医院诊断为局部感染,给予青霉素、布洛芬等治疗无效。经检查双足背关节触痛,不敢触及衣被,皮肤红肿。体温正常,大便秘结,小便黄赤。舌质红、苔薄黄而根部黄厚,脉弦数。检查:血红蛋白119g/L,血沉15mm/h,类风湿因子(一),血尿酸 560mmol/L。

【诊断】中医:痹症;西医:痛风。

【辨证】气血郁滞化热。

【治则】清热通络,疏风胜湿。

【方药】桂枝芍药知母汤加减。常选用:桂枝 5 克,赤芍、知母、制黄柏、生地各 10 克,川乌(先煎)、甘草各 6 克,白术、杏仁各 10 克,蒲公英、牛膝各 5 克,羚羊角粉 3 克(冲服),鸡血藤 15 克。服用 6 剂,双下肢关节疼痛已减,双足踇趾红肿已消,再以前方去羚羊角粉,加威灵仙 10 克,继用 18 剂后,双足膝关节痛止红消,已能外出活动,随后复查血尿酸 $267.8\mu mol/L$。

【按语】本例系湿浊毒邪内郁化热之热痹。《顾松园医镜》认为热痹不仅可由感受湿热之邪而起,就是风寒湿痹,"邪郁病久,风变为火,寒变为热,湿变为痰",亦为热痹,提出以通经活血,疏散邪滞,降火清热为治疗大法。故方虽用桂枝、川乌之辛燥,但配以知母、生地、甘草之凉润,辅以豨莶草逐风湿诸毒,配羚羊角、金银花、蒲公英清热泻火,又加杏仁、白术健脾化湿,增其疏风化湿之力。

3. 痛风——寒湿困阻

谢某,男,58岁。

【初诊日期】2013年1月。

【主诉】左第一足趾关节肿痛1周。

【现病史】患者10天前,因劳累过度,出现全身关节酸痛,逐渐发展到双足背与双足蹬趾疼痛,行走不便,局部红、肿、热、痛,触痛明显,不敢活动,夜难入眠。曾在单位医务所诊治,服用消炎止痛片等无效。经检查双足局部触之痛甚,不能行走,腰部酸痛。体温37℃,脉搏78次/min,二便正常。舌质淡,苔薄白腻,脉弦细。白细胞$7.5×10^9$/L,血沉13mm/h,抗o类风湿因子(一),血尿酸603mmol/L,双足背动脉搏动良好,确诊为痛风。

【诊断】中医:痹症;西医:痛风

【辨证】寒湿困阻。

【治法】散寒祛湿,通络止痛。

【方药】此乃血与寒湿之邪,经脉阻滞,脉络郁闭,招致气血运行不畅。治当散寒祛湿,通络止痛,投以痛风方加减。常选用:桂枝、地龙、苍术、羌活、秦艽、牛膝各10克,丹参6克,蜈蚣3条,当归、海风藤、乌药各10克。

每日1剂,连服10剂,蹬趾关节疼痛稍有缓解,局部红肿已消,但行走时仍作痛,膝踝关节酸痛。是为湿邪未除,续用上方加制草乌 5 克(先入),甘草 3 克。续服 15 剂,诸症悉除,门诊后复查,血尿酸 410mmol/L,门诊随访 1 年,未再发作。

【按语】患者因血虚寒湿之邪闭结经脉,阻滞运行。血气为邪气所闭,不得通行,而致肢体关节红肿热痛。红肿热痛虽为化热之标象,然而舌淡苔腻,本质系寒湿蕴伏,气血瘀积,阻于经络,故治疗从本求之。方中用桂枝、地龙、蜈蚣、秦艽、羌活、海风藤等祛风湿,通经络,当归、丹参养血活血,乌药顺气散寒止痛。于是风去湿除,气行血活,经络疏通,痛风自愈。

4. 痛风——湿热内蕴

金某,男,50 岁。

【初诊日期】2013 年 4 月 5 日。

【主诉】反复关节痛 3 年余,再发半月。

【现病史】患者 3 年前无明显诱因下出现右足第一跖趾关节疼痛,夜间明显,到当地医院就诊,发现血尿酸升高,诊断为痛风,予口服秋水仙碱后好转。之后关节痛反复发作,从第一跖趾关节累积到踝关节、腕关节、双手近端指间关节,每次发作时自服秋水仙碱后可好转。半月前患者右腕关节再次出现疼痛,夜间明显,无发热畏寒,无皮疹,关节活动障碍。自服秋水仙碱,出现腹泻,但关节痛仍不缓解,伴脘痞纳呆,口苦,大便不爽,小便短赤,今来医院就诊。

【查体】形体肥胖,右肘关节红肿,皮温升高,右足第一跖趾关节可见痛风石,舌红,苔黄,脉弦滑。

【辅助检查】血常规:白细胞 $10.2 \times 10^9/L$,中性粒细胞 89%。肾功能:尿酸 645mmol/L,肌酐 79μmol/L。血脂:总胆固醇 7.48mmol/L,甘油三酯 1.75mmol/L,低密度脂蛋白 4.75mmol/L,高密度脂蛋白 1.26mmol/L。

【诊断】中医:痹症;西医:痛风。

【辨证】湿热阻络。

【治则】清热化湿,通络止痛。

【方药】当务之急以清热化湿,通络止痛为宜,萆薢分清饮合四妙散加减。常选用:黄芩 15g,黄连 6g,黄柏 9g,厚朴 12g,苍术 9g,泽泻 12g,土牛膝 12g,绵萆薢 12g,竹沥半夏 9g,车前草 15g,全蝎 6g,陈皮 6g,淡竹叶 9g,苦参 15g,白芍 15g,马鞭草 12g,猪苓 12g,夏枯草 12g,黄毛耳草 15g。共 7 剂。

4月12日复诊,患者关节痛症状明显好转,予原方减白芍、马鞭草,加荷包草 15g,服用 7 剂后复诊,关节痛症状完全消失,以此方为基础,加生知母 12g,并加用别嘌醇 1 片每日 2 次降尿酸治疗。之后此方随症加减，14 天后，口苦较前好转，舌红，苔薄黄，脉滑。复查血尿酸 432mmol/L，予别嘌醇减量至 1 片，每日 1 次。原方减全蝎、苍术、黄柏，加薏苡仁 30g。6 月 23 日复诊，复查肾功能正常，无明显不适主诉，予停药。

【按语】痛风是由嘌呤代谢紊乱或尿酸排泄减少引起的一种临床综合征。常见于嗜酒、恣食肥甘厚味的肥胖者，临床上常有高尿酸血症与高甘油三酯血症，属于中医痹证范畴。长期饮酒、恣食肥甘厚味，易酿湿生痰化热，并易致脾肾功能受损，或脾肾功能本有不足，运化水湿，分清浊功能失调，从而导致对水湿、痰浊的排泄功能下降，痰湿内生，蕴结体内，化湿热、痰热，流注于四肢、关节、肌肉，气血运行不畅，发为痹痛。

许多医家针对痛风湿热痹阻证，主张用白虎加桂枝汤加减。但杭州地处我国东南一带，气候温暖潮湿，易至湿热内蕴，桂枝性温，易助阳生火，故徐教授治疗湿热痹阻型痛风，多以萆薢分清饮合四妙散加减治疗。黄芩、黄连、黄柏、苦参、夏枯草清热燥湿，厚朴、苍术、陈皮行气化湿，猪苓、泽泻、车前草淡渗利湿，土牛膝、绵萆薢利湿通络，全蝎活血通络，淡竹叶、黄毛耳草清热除烦。

第三篇

经方验方

一、慢性咳嗽

选方：清肺止咳方加减

用药：黄芩 15g　　　浙贝母 12g　　　焦栀子 12g

石膏 30g（先煎）　前胡 12g　　　芦根 15g

北沙参 15g　　　炙麻黄 12g　　　杏仁 12g

羊乳 15g　　　款冬花 12g　　　炙百部 12g

麦冬 12g　　　陈皮 6g　　　鱼腥草 15g

生甘草 9g　　　野荞麦根 15g　　　炙桑白皮 18g

二、慢性肾小球肾炎

1. 血　尿

选方：清热止血方

用药：通草 6g　　　　荠菜花 9g　　　　地榆炭 12g

小蓟 12g　　　　茜草 12g　　　　淡竹叶 9g

玉米须 30g　　　黄芩 15g　　　　牡丹皮 12g

焦栀子 12g　　　小青草 15g　　　黄柏 9g

紫草 15g　　　　白茅根 12g　　　生侧柏叶 9g

2. 蛋白尿

选方：益气清热方

用药：党参 15g　　　黄芪 30g　　　　炒白术 12g

荷包草 15g　　　茯苓 15g　　　　僵蚕 12g

玉米须 30g　　　六月雪 15g　　　陈皮 6g

甘草 6g　　　　小青草 15g　　　生玉竹 12g

黄毛耳草 12g

三、湿 疹

选方：润燥止痒方

用药：黄芩 15g　　苦参 15g　　焦栀子 12g

白鲜皮 12g　　黄柏 9g　　牡丹皮 12g

地肤子 12g　　炒僵蚕 12g　　黄连 6g

苍术 9g　　土茯苓 12g　　车前草 15g

萆薢 12g　　甘草 6g　　白花蛇舌草 15g

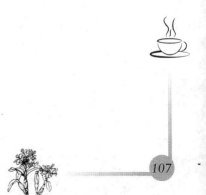

四、痛　风

选方：通络止痛方

用药：萆薢 12g　　　　石菖蒲 12g　　　黄柏 9g

　　　车前草 15g　　　茯苓 15g　　　　土茯苓 15g

　　　苍术 9g　　　　土牛膝 12g　　　厚朴 12g

　　　六月雪 15g　　　草果 12g　　　　豆蔻 6g(后煎)

　　　陈皮 6g　　　　夏枯草 12g　　　延胡索 15g

　　　苦参 12g　　　　甘草 6g

五、干燥综合征

选方：养阴润燥方加减

用药：生地 12g　　知母 12g　　蒲公英 30g

　　　忍冬藤 15g　　黄芩 15g　　牡丹皮 12g

　　　焦栀子 12g　　北沙参 15g　　麦冬 12g

　　　天门冬 12g　　生玉竹 12g　　炒白芍 15g

　　　石斛 12g　　全蝎 3g　　干蟾皮 12g

　　　甘草 6g　　鳖甲 20g（先煎）

六、尿路结石

选方：排石方

用药：

石苇 15g	黄柏 9g	落得打 15g
车前草 15g	黄连 6g	陈皮 6g
石菖蒲 12g	金钱草 15g	苍术 9g
苦参 12g	蒲公英 30g	六一散 15g
通草 6g	厚朴 12g	路路通 15g
石见穿 15g	海金砂 15g(包煎)	

七、尿路感染

选方：尿感方

用药：知母 12g　　　黄芩 15g　　　黄柏 9g

　　　焦栀子 12g　　　茯苓 12g　　　猪苓 12g

　　　泽泻 12g　　　车前草 15g　　　萹蓄 12g

　　　瞿麦 12g　　　牛膝 12g　　　金钱草 15g

　　　苍术 6g　　　淡竹叶 9g　　　甘草 6g

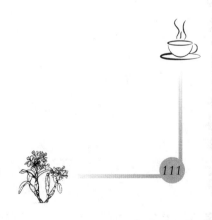

八、汗　证

1. 自　汗

选方：固表止汗方

用药：黄芪 30g　　　炒白术 12g　　　生晒参 9g

　　　白芍 15g　　　茯苓 15g　　　稆豆衣 15g

　　　糯稻根 15g　　　碧桃干 15g　　　山药 30g

　　　山茱萸 9g　　　甘草 6g

2. 盗　汗

选方：敛阴止汗方

用药：知母 12g　　　地骨皮 15g　　　焦栀子 12g

　　　牡丹皮 12g　　　黄柏 9g　　　稆豆衣 15g

　　　糯稻根 15g　　　碧桃干 15g　　　通草 6g

　　　炒白芍 15g　　　五倍子 9g　　　五味子 9g

　　　北沙参 15g　　　甘草 6g

九、失　眠

选方：失眠方

用药：牡丹皮 12g　　黄芩 15g　　　焦栀子 12g

　　　炒白芍 15g　　柴胡 6g　　　　知母 12g

　　　玫瑰花 6g　　　珍珠母 30g(先煎)　百合 12g

　　　桔梗 12g　　　酸枣仁 12g　　　川楝子 12g

　　　陈皮 6g　　　　甘草 6g　　　　制首乌 12g

　　　大枣 6g　　　　琥珀 3g(分吞)

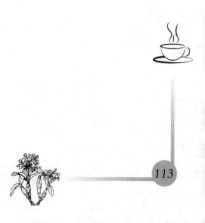

十、胃　炎

选方：清肝和胃方

用药：黄芩 15g　　　黄连 6g　　　蒲公英 30g

　　　石膏 30g（先煎）　麦冬 12g　　　牡丹皮 12g

　　　焦栀子 12g　　　竹沥半夏 12g　　茯苓 15g

　　　苍术 9g　　　　海螵蛸 15g　　　夏枯草 12g

　　　厚朴 12g　　　　苏梗 15g　　　　九香虫 6g

　　　砂仁 6g（后下）

十一、肾病综合征

选方：益气养阴方

用药：黄芪 30g　　　党参 15g　　　炒白术 12g

　　　炒白芍 15g　　茯苓 15g　　　陈皮 6g

　　　山萸肉 12g　　补骨脂 12g　　生地 12g

　　　泽泻 12g　　　玉米须 30g　　忍冬藤 30g

　　　知母 12g　　　石斛 12g　　　仙茅 15g

　　　生甘草 9g

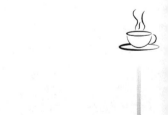

十二、过敏性鼻炎

选方：宣肺通窍方

用药：黄芩 15g　　　　金银花 15g　　　牡丹皮 12g

　　　焦栀子 12g　　　辛夷 12g　　　　苍耳子 12g

　　　前胡 12g　　　　炒僵蚕 12g　　　白芷 9g

　　　火麻仁 12g　　　生地 12g　　　　石菖蒲 12g

　　　知母 12g　　　　枳壳 9g　　　　　羊乳 15g

　　　石膏 30g(先煎)　甘草 6g

十三、系统性红斑狼疮

选方:狼疮方

用药:黄芩 15g　　　牡丹皮 12g　　　焦栀子 12g

　　　干蟾皮 9g　　　生地 12g　　　　知母 12g

　　　忍冬藤 30g　　　炒僵蚕 9g　　　麦冬 12g

　　　茯苓 15g　　　　丝瓜络 12g　　　生甘草 6g

　　　猪苓 12g　　　　鳖甲 20g(先煎)

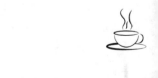

十四、慢性咽炎(梅核气)

选方:理气利咽方

用药:黄芩 15g   黄连 6g   蒲公英 30g

     木蝴蝶 9g   陈皮 6g   麦冬 12g

     北沙参 12g   桑叶 9g   连翘 15g

     金银花 15g   甘草 6g   薄荷 3g

     牛蒡子 12g   生石膏 30g(先煎)

十五、便 秘

选方:通便方

用药:肉苁蓉 15g   枳壳 9g   旋覆花 12g

陈皮 6g   太子参 18g   神曲 15g

柏子仁 12g   石斛 12g   火麻仁 12g

杏仁 12g   厚朴 12g   甘草 6g

生大黄 3g(后下)

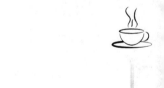

十六、慢性肾衰竭

选方：泄浊方

用药：六月雪 15g　　　车前草 15g　　　枳壳 9g

生大黄 6g（后下）　淡竹叶 15g　　　玉米须 30g

茯苓 15g　　　　竹沥半夏 12g　　益母草 15g

蒲公英 30g　　　苍术 6g　　　　厚朴 12g

荷包草 15g　　　小青草 15g　　　猪苓 12g

黄芩 15g　　　　陈皮 6g

十七、类风湿关节炎

选方:通络止痛方

用药:牡丹皮 12g　　　焦栀子 12g　　　黄芩 15g

　　　路路通 12g　　　葛根 12g　　　　丝瓜络 12g

　　　黄连 6g　　　　旋覆花 9g　　　　黄柏 9g

　　　淡竹叶 9g　　　陈皮 6g　　　　　茯苓 12g

　　　白芍 15g　　　　干蟾皮 9g　　　　延胡索 15g

　　　竹沥半夏 12g　　甘草 6g　　　　　忍冬藤 15g

　　　地鳖虫 9g

十八、焦　虑

选方：疏肝解郁方

用药：黄芩 15g　　　黄连 6g　　　玫瑰花 6g

　　　紫苏梗 15g　　陈皮 6g　　　茯苓 15g

　　　川楝子 12g　　蒲公英 30g　　牡丹皮 12g

　　　厚朴 12g　　　焦栀子 12g　　白豆蔻 6g(后下)

　　　佛手 9g　　　　甘草 6g

十九、更年期综合征

选方：疏肝解郁方加减

用药：黄芩 15g　　　黄连 6g　　　玫瑰花 6g

　　　紫苏梗 15g　　陈皮 6g　　　茯苓 15g

　　　川楝子 12g　　蒲公英 30g　　厚朴 12g

　　　牡丹皮 12g　　焦栀子 12g　　竹沥半夏 12g

　　　柴胡 6g　　　　延胡索 15g　　车前草 15g

　　　炒白芍 15g　　甘草 6g

二十、肌　炎

选方：清热解毒方

用药：牡丹皮 12g　　　焦栀子 12g　　　黄芩 15g

　　　白花蛇舌草 15g　延胡索 15g　　　白毛藤 12g

　　　陈皮 6g　　　　　川楝子 15g　　　黄连 6g

　　　干蟾皮 9g　　　　茯苓 12g　　　　竹沥半夏 12g

　　　牛膝 12g　　　　　炒白芍 15g　　　全蝎 3g

　　　水牛角 30g（先煎）

二十一、口腔溃疡

选方：口炎清火方

用药：黄芩 15g　　黄连 6g　　　　牡丹皮 12g

　　　焦栀子 12g　生地 12g　　　　知母 12g

　　　麦冬 12g　　石膏 30g（先煎）茯苓 15g

　　　肉桂 3g　　　菊花 12g　　　　水牛角 30g（先煎）

　　　藿香 12g　　白花蛇舌草 15g

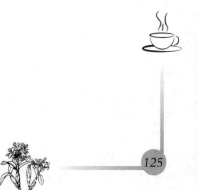

二十二、甲状腺结节

选方:清热散结方

用药:黄芩 15g   黄连 6g   牡丹皮 12g

      焦栀子 12g   桃仁 9g   红花 12g

      川芎 12g   石膏 30g(先煎)   延胡索 15g

      陈皮 6g   白芍 15g   川楝子 12g

      生地 12g   知母 12g   麦冬 12g

      北沙参 15g   夏枯草 15g   甘草 6g